# TRAITÉ

# D'ARITHMÉTIQUE DÉCIMALE.

*Je déclare que je poursuivrai tout contrefacteur ou débitant d'éditions fausses et non revêtues de ma signature à la main, suivant la rigueur de la loi, en vertu de laquelle j'ai déposé entre les mains de l'autorité compétente le nombre d'exemplaires prescrit.*



IMPRIMERIE DE FAIN, RUE DE RACINE, PLACE DE L'ODÉON, N°. 4.

# TRAITÉ D'ARITHMÉTIQUE DÉCIMALE,

## SUIVI DE L'EXPOSITION

Des systèmes métrique et monétaire français appliqués au calcul décimal, et à toutes les règles dont on fait usage journellement dans toutes les branches de commerce et toutes les parties de l'administration en général; le tout par demandes et par réponses, avec des opérations figurées pour toutes les règles. Cet ouvrage, divisé en trois chapitres et quarante leçons, est à la portée des commençans, des habitans des campagnes, et généralement de toutes les classes de la société, et par son moyen on peut apprendre le développement des systèmes métrique, des poids, mesures et monnaies, et faire toutes sortes d'opérations promptement, sûrement et avec facilité;

L'extrait des lois concernant les poids et mesures, la tolérance en plus ou en moins, d'après les décisions du ministre de l'intérieur, et notamment son arrêté en date du 21 février 1816.

Par M. J.-F.-G. PALAISEAU,

Ancien Comptable des subsistances aux armées d'Égypte, d'Allemagne, d'Espagne, de Prusse, de Portugal, de Danemarck, etc., professant les changes étrangers et arbitrages de banque; auteur de la *Métrologie universelle*, etc., et de plusieurs ouvrages sur le calcul.

*In-4°., avec quatre planches en taille-douce.*

Prix : 3 francs, et 3 francs 60 centimes franc de port par la poste.



A PARIS,

CHEZ L'AUTEUR, RUE DE L'ODÉON, N°. 38.

1818.

## *Indication des signes ou abréviations dont on se sert dans l'arithmétique.*

Le signe = signifie est égal.
Le signe + signifie plus. Exemple : 3 plus 2 égale 5 ; ainsi $3 + 2 = 5$.
Le signe — signifie moins. Exemple : 3 moins 2 égale 1 ; ainsi $3 - 2 = 1$.
le signe × signifie multiplié. Exemple : 3 multiplié par 2 égale 6 ; ainsi $3 \times 2 = 6$.
Le signe . signifie aussi multiplié. Exemple : 3 multiplié par 2 égale 6 ; ainsi $3 . 2 = 6$.
Le signe : signifie divisé. Exemple : 6 divisé par 2 égale 3 ; ainsi $6 : 2 = 3$.
Le signe ——— signifie aussi divisé. Exemple : $\frac{12}{4}$ égale 3 ; ainsi $\frac{12}{4} = 3$.

---

*D.* Comparez-nous les chiffres arabes aux chiffres romains ?
*R.* Les voici.

| | Chiffres arabes. | Chiffr. romains. |
|---|---|---|
| Un. | 1. | I. |
| Deux. | 2. | II. |
| Trois. | 3. | III. |
| Quatre. | 4. | IV. |
| Cinq. | 5. | V. |
| Six. | 6. | VI. |
| Sept. | 7. | VII. |
| Huit. | 8. | VIII. |
| Neuf. | 9. | IX. |
| Dix. | 10. | X. |
| Onze. | 11. | XI. |
| Douze. | 12. | XII. |
| Treize. | 13. | XIII. |
| Quatorze. | 14. | XIV. |
| Quinze. | 15. | XV. |
| Seize. | 16. | XVI. |
| Dix-sept. | 17. | XVII. |
| Dix-huit. | 18. | XVIII. |
| Dix-neuf. | 19. | XIX. |
| Vingt. | 20. | XX. |
| Trente. | 30. | XXX. |
| Quarante. | 40. | XL. |
| Cinquante. | 50. | L. |
| Soixante. | 60. | LX. |
| Soixante-dix. | 70. | LXX. |
| Quatre-vingt. | 80. | LXXX. |
| Quatre-vingt-dix. | 90. | XC. |
| Cent. | 100. | C. |
| Deux cents. | 200. | CC. |
| Trois cents. | 300. | CCC. |
| Quatre cents. | 400. | CCCC. |
| Cinq cents. | 500. | D. |
| Six cents. | 600. | DC. |
| Mille. | 1000. | M. |

# INTRODUCTION.

*Demande.* Que sont les systèmes des nouveaux poids, mesures et monnaies de France?

*Réponse.* L'application du calcul décimal, dont la numération est connue de tous les peuples de la terre.

*D.* A quoi faut-il donc s'attacher pour les bien saisir, quoiqu'ils n'ayent rien de difficultueux ni de rebutant?

*R.* A toutes les opérations décimales, qui font disparaître toute complication, en ramenant tous les calculs à des nombres entiers ou nombres simples, puisqu'on opère de la même manière sur les nombres fractionnaires, comme sur les nombres entiers.

*D.* Quel avantage ont ces systèmes sur les anciens poids, mesures et monnaies (qui n'en étaient pas, n'étant liés par aucun nombre de principes communs)?

*R.* Les nouveaux systèmes ont l'avantage d'abréger les travaux administratifs, de rendre plus faciles toutes les opérations de particulier à particulier, et celles du commerce en général.

*D.* Pourquoi les anciens poids et mesures compliquaient-ils les travaux administratifs et les opérations commerciales?

*R.* Par la diversité qui existait dans chaque province, chaque ville, et même dans chaque village du même canton, où l'on était obligé d'avoir jusqu'à six mesures différentes dans le même grenier (comme dans la Bretagne), ce qui nécessitait des calculs sans cesse, et qui pour la plupart étaient plus ou moins exacts. L'obscurité dont la majeure partie des habitans étaient environnés, leur faisait redouter les connaissances ou l'habileté d'autrui.

*D.* Que résultait-il de ces confusions?

*R.* Que les étalons étant abandonnés, on rétablissait les mesures et les poids à volonté, ce qui donnait lieu à des injustices et à des procès qui ruinaient souvent les habitans des campagnes.

*D.* De quelle époque date l'introduction des anciens poids et mesures en France?

*R.* Elle date de la fin du règne de Charlemagne, qui introduisit la livre de 12 onces, et pendant celui de Charles II, de 800 à 877.

*D.* Avant ces deux règnes, les poids et mesures étaient donc uniformes en France?

*R.* Oui, du temps de nos premiers rois, les poids et mesures étaient uniformes; les magistrats étaient chargés non-seulement d'en entretenir l'uniformité dans toutes les provinces; mais encore de les vérifier d'après les étalons, qui, pour la garantie publique, étaient alors gardés soigneusement dans le palais du roi.

*D.* Qui a donc introduit en France cette diversité de poids et mesures depuis l'an 877?

*R.* Ce sont les seigneurs suzerains, qui, profitant alors des troubles de l'état, introduisirent des usages conformes à leurs intérêts, en créant des mesures plus grandes ou plus petites que le *prototype*; bientôt chaque ville, chaque village, eut ses poids et mesures particuliers.

*D.* L'uniformité des poids et mesures a-t-elle existé chez les autres peuples de la terre?

*R.* Oui, et on ne saurait trop rappeler l'importance qu'on a toujours attachée de temps immémorial à cette uniformité, dont l'établissement est presque aussi ancien que le monde. Dans la plus haute antiquité, les systèmes métriques d'Asie et d'Égypte étaient universellement en usage dans tout le continent, en Europe, en Asie, en Afrique, et spécialement en Espagne. Dans le vaste empire de la Chine, où l'on compte plus de quatre cent millions d'habitans (y compris le grand et petit Thibet), il n'y a qu'un seul seul poids et une seule mesure, et dont la division est aussi décimale.

*D.* Quels sont les rois de France qui ont reconnu l'abus de la diversité des poids et mesures, nuisible à l'intérêt général, et qui ont entrepris de rétablir l'uniformité?

*R.* Philippe IV, Philippe V, Louis XI, François Ier., Henri II et leurs successeurs, qui rendirent des ordonnances, firent nommer des commissions et dresser des procès verbaux à cet effet.

*D.* Pourquoi ces projets furent-ils abandonnés?

*R.* A cause des difficultés que firent naître nos coutumes d'alors; on en comptait quatre cent quatre-vingt-dix souvent contradictoires, et autant de poids et de mesures que de lieux.

*D.* A quelle époque et sous quel règne un système décimal fut-il proposé, et devait enfin rétablir cette uniformité depuis si long-temps désirée?

*R.* Vers le milieu du règne de Louis XVI, lorsque de nouveaux troubles empêchèrent ce roi infortuné de mettre ce projet à exécution; projet qui donna sans doute à des savans profonds l'idée du système métrique actuellement en vigueur, et que les vues paternelles et bienfaisantes de Louis XVIII, monarque éclairé, veulent conserver pour l'intérêt de ses peuples et la garantie du commerce.

*D.* Quelles sont les puissances qui ont déjà adopté notre système, et qui se proposent de l'établir?

*R.* Il est déjà en vigueur dans le royaume de Hollande, depuis le 1er. janvier 1817. La Suisse, l'Allemagne, l'Italie, le Portugal, l'Angleterre, etc., etc., se proposent aussi d'établir la conformité des poids et mesures dans leurs états, en adoptant le système métrique qui convient à tous les peuples de la terre, puisque sa base est prise dans la nature, la mesure radicale, MÈTRE, étant la dix millionième partie du quart du méridien terrestre.

*D.* Quelle est la principale source de l'opulence des nations?

*R.* C'est le commerce qui associe non-seulement toutes les classes réunies sous un même gouvernement, mais encore les peuples éloignés par les plus grandes distances, et même ceux divisés par des mœurs différentes, la Providence ayant voulu que tous les hommes eussent entre eux des relations, en distribuant dans les diverses contrées de la terre des productions à leur usage.

*D.* Le commerce est donc l'âme des états, puisqu'il produit l'abondance publique, et fait la richesse des particuliers?

*R.* Oui, mais pour le rendre florissant, y maintenir la bonne foi, la sécurité, et éviter les méprises sur le prix et la valeur des denrées et marchandises, il est essentiel et même indispensable de connaître les différences des poids, mesures et monnaies comparés et rapportés à une proportion connue.

*D.* Puisque pour rendre le commerce florissant il faut de la bonne foi, de la sécurité, et éviter les méprises sur le prix et la valeur des denrées et marchandises, en comparant fidèlement les différences des poids, des mesures et des monnaies des divers pays de la terre à une proportion connue, ne serait-il pas plus simple, plus avantageux et même plus naturel à tous les peuples, d'adopter, comme les Français, une même uniformité de poids et mesures, dont la base serait déduite de la grandeur de la terre que nous habitons tous?

*R.* Oui, que chaque peuple prenne la dix millionième partie du quart du méridien terrestre ou de quatre-vingt-dix degrés, il trouvera comme nous la longueur du mètre, base de notre système, en rapportant toute fois ses opérations à la *toise du Pérou* (toise de Paris), celle qui a servi de 1737 à 1741, à mesurer plusieurs degrés de cette partie de la terre. Ce système général fournirait à toutes les nations de la terre les moyens simples de s'entendre sur ce qui les intéresse infiniment dans les diverses relations qu'elles ont ensemble; nous voulons dire les dimensions, les distances des lieux, les poids, les mesures, les monnaies, et généralement tous les signes arbitraires des quantités dont on ne peut se passer dans la vie active et commerçante, ce qui leur donnerait ainsi une idée juste et claire de la grandeur et de la richesse des empires, en évitant d'avoir recours à une infinité d'ouvrages sur les comparaisons des poids, mesures et monnaies, qui pour la plupart sont plus ou moins étendus, plus ou moins clairs, et plus ou moins exacts. Certes, il n'y a pas un seul homme qui puisse se flatter de mettre au jour un ouvrage complet, et surtout exact, sur les comparaisons des mesures linéaires, des mesures grandes et petites pour les toiles et les draps, agraires ou d'arpentage, itinéraires ou topographiques, de bois de chauffage, de voie pour les voitures, de capacité pour les liquides, la chaux, le charbon de bois, le charbon de terre, le plâtre, le minerai, le froment, le seigle, l'orge, et généralement pour tous les grains et matières sèches, les fruits et les légumes, pour les barriques de vin, d'eau-de-vie, huile, etc.; les poids grands et petits, le titre et le poids des monnaies qui existent dans chaque province, ville, bourg, village et hameau des empires, royaumes, duchés et principautés des quatre parties du monde. Il faut cependant jusqu'à présent s'en rapporter à des tables faites d'après les rapports ou données de tel ou tel auteur, ou d'après les renseignemens de telles ou telles personnes qui ne sont pas d'accord, puisque les différens ouvrages qui traitent de ces matières sont trop exaltés par les uns, et trop dépréciés par les autres. De plus ces tables laissent encore beaucoup à désirer, puisqu'elles ne présentent que des nombres fixes qui ne peuvent être vérifiés; puisqu'on ignore 1°. les longueurs particulières en pieds, pouces et lignes de chacune des mesures linéaires des différens pays; 2°. on ignore les pieds, pouces et lignes dont sont composées les grandes et petites mesures pour les toiles et les draps; 3°. on ignore le nombre de pieds carrés et toises carrées dont sont composées les mesures agraires ou d'arpentage; 4°. on ignore le nombre de toises dont sont composées les différentes lieues et milles, de combien ils et elles sont au degré; 5°. on ignore les dimensions des diverses membrures pour le bois de chauffage, la longueur des bûches et leur valeur en pieds cubes; 6°. on ignore les formes, les dimensions, la hauteur, le diamètre, la circonférence ou carré des différentes mesures de capacité, tant pour les liquides que pour les matières sèches et autres, leur valeur en pouces cubes, et le poids de chacune de ces mesures en raison de leurs cubes; 7°. on ignore la valeur de chacune des différentes mesures de pesanteur, en livres, marcs, onces, gros, deniers et grains; et 8°. on ignore les multiples et sous-multiples de toutes ces différentes mesures. Au lieu que tous les peuples ayant le même système qui leur appartient comme à nous, puisque (comme nous l'avons déjà dit) sa base serait prise dans la nature, il serait donc inutile de s'attacher à une infinité de comparaisons, puisque les *kilogrammes*, les *litres*, les *stères*, les *mètres*, etc., seraient les mêmes par toute la terre, ou représenteraient les mêmes valeurs, dans le cas où chaque puissance leur donnerait des noms différens à ceux que nous avons adoptés.

*Nota.* L'auteur a comparé les anciennes mesures de Paris avec les nouvelles, et les nouvelles avec les anciennes de Paris, pour prouver l'avantage des nouvelles mesures sur les anciennes, tant par leurs divisions que par la simplicité du calcul qu'elles nécessitent, en faisant disparaître toutes les opérations complexes.

Bordeaux, le 22 novembre 1816.

*Les membres composant la Chambre de Commerce de Bordeaux*, *à M. J.-F.-G.* Palaiseau.

Monsieur,

« Nous avons reçu la lettre que vous nous avez fait l'honneur de nous écrire, le 8 du courant, ainsi que l'exemplaire que vous avez eu la bonté de nous adresser de l'excellent ouvrage de votre composition, sous le titre de la *Métrologie universelle ancienne et moderne*, ou *Rapport des poids et mesures des empires*, *royaumes*, *duchés et principautés des quatre parties du monde.*

» Vous avez, Monsieur, bien mérité du commerce par les recherches et les veilles qu'a exigées l'exécution d'une aussi vaste entreprise, dont le résultat sera d'autant plus avantageux, que toutes les proportions citées dans votre travail, sur la comparaison des divers poids et mesures anciens et nouveaux, sont garanties être d'une parfaite exactitude par M. le conseiller privé de Prusse Eytelwein, d'après l'examen soigneux qu'il en a fait, suivant le certificat qu'il vous en a donné le 22 avril 1807, et dont vous avez joint à votre lettre traduction certifiée, le 8 du courant, par un interprète juré.

» Nous ne doutons pas, Monsieur, que le mérite de votre ouvrage et son utilité reconnue ne vous en procurent de nombreuses demandes. Déterminés par ces motifs, nous vous prions de vouloir bien ajouter deux nouveaux exemplaires à celui que vous nous avez déjà adressé, nous proposant de les conserver dans nos archives.

» Nous avons l'honneur, Monsieur, de vous remettre, ci-joint, un mandat de la somme de 45 fr., à recevoir de M. le trésorier de la commission administrative des revenus de la Bourse, pour prix de ces trois exemplaires.

« Nous avons l'honneur de vous saluer avec une parfaite considération;

» *Signés* Balguerie junior, *président*, Fleury Émery, Chegaray, J.-B. Nairac, J.-A. Pelletreau, J. Ducornau, Louis Fabre, J. Bousquet, Daniel Guestier. »

Paris, le 28 mars 1817.

*Extrait d'une lettre de Son Excellence le ministre de l'intérieur à M.* Palaiseau.

Monsieur,

« Je me suis fait rendre compte de l'ouvrage que vous avez publié, sous le titre de la *Métrologie universelle ancienne et moderne*, ou *Rapport des poids et mesures des empires*, *royaumes*, *duchés et principautés des quatre parties du monde.*

» J'applaudis au zèle qui vous a porté à entreprendre et exécuter un travail aussi considérable. Je désire vous donner une marque de l'estime que je fais de votre livre, et, dans cette vue, j'en prendrai volontiers dix exemplaires, qui vous seront payés 15 francs chaque, sur le vu du récépissé que vous aura donné le chef de la troisième division, entre les mains duquel je vous invite à les faire déposer.

» *Signé* Becquey, sous-secrétaire d'état au ministère de l'intérieur. »

*Rapport de M. le conseiller de Prusse* Eytelwein *à la chambre de guerre et du domaine*, *et du comite administratif de Berlin.*

TRADUCTION DE L'ALLEMAND.

J'ai examiné et comparé soigneusement toutes les proportions citées dans le très-utile ouvrage de M. Palaiseau, concernant la comparaison des poids et mesures du royaume de Prusse et des principales places de l'Allemagne avec les anciens et nouveaux de France, et j'ai trouvé qu'elles sont parfaitement conformes à la vérité et aux plus exactes fixations, ce que je certifie avec d'autant plus de plaisir que tous les doutes qui existaient relativement aux comparaisons, sont maintenant levés par les soins louables de M. Palaiseau.

Berlin, le 22 avril 1807. J. A. Eytelwein.

# TRAITÉ
# D'ARITHMÉTIQUE DÉCIMALE.

## CHAPITRE PREMIER.

### LEÇON PREMIÈRE.

### *De l'Arithmétique.*

*Demande.* QU'EST-CE que l'arithmétique?

*Réponse.* C'est la science des nombres; l'art de calculer.

*D.* A quoi se réduit-elle?

*R.* A deux opérations bien simples.

*D.* Lesquelles?

*R.* L'*addition* et la *soustraction*.

*D.* Pourquoi ne comprenez-vous pas la *multiplication* et la *division*?

*R.* Parce que la multiplication n'est qu'une addition de nombres égaux, et la composition des puissances n'est autre chose que la multiplication d'un nombre par lui-même plus ou moins répété. La division et l'extraction des racimes on de pareils rapports avec la soustraction.

*D.* N'y a-t-il pas d'autres règles?

*R.* Oui, telles que les règles de compagnie ou de société, de trois, de fausses positions, d'alliage, d'intérêt, etc.; mais elles ne sont que l'application des quatre règles dont nous venons de parler; l'*addition*, la *multiplication*, la *soustraction* et la *division*. Ces règles, quoique très-simples en elles-mêmes, paraissent cependant obscures dans l'application; mais la méthode seule fait disparaître cette obscurité.

*D.* De qui tenons-nous les caractères dont nous nous servons pour l'arithmétique?

*R.* Des Arabes.

*D.* Combien y a-t-il de ces caractères?

*R.* Dix.

*D.* Comment les appelons-nous, et comment sont-ils tracés?

| | Un, | deux, | trois, | quatre, | cinq, | six, | sept, | huit, | neuf, | zéro. |
|---|---|---|---|---|---|---|---|---|---|---|
| *R.* Chiffres ou numéros, et | 1, | 2, | 3, | 4, | 5, | 6, | 7, | 8, | 9, | 0. |

*D.* A qui attribue-t-on l'invention de ces caractères?

*R.* A l'infortuné *Ebn-Moclach*, qui fut fait vizir à Bagdad l'an 316 de l'hégire, ou l'an 928 de notre ère, à qui l'on coupa (à cause de ses connaissances) la main droite et la langue l'an 322 de l'hégire.

*D.* A quelle époque et comment cet homme ingénieux termina-t-il sa vie ?

*R.* En prison, l'an 338 de l'hégire. Il fut enterré trois fois : la première, dans la prison ; la deuxième, dans le palais impérial ; et la troisième, dans sa maison, son corps ayant été remis à ses enfans.

*D.* A quelle époque les monnaies de France furent-elles marquées par les chiffres arabes ?

*R.* L'an 1549, en suite de l'ordonnance du roi Henri II.

*D.* Chaque objet ne présente-t-il pas à l'esprit l'idée de l'unité ?

*R.* Oui, et chaque assemblage d'objets ou d'unités fait naître l'idée d'un nombre ou d'une quantité plus ou moins grande. Comme par exemple ; en voyant une pièce d'or ou d'argent, on dit : Je voudrais bien avoir cent, deux cents, trois cents pièces comme celle que je vois, etc.

*D.* Qu'est-ce que l'*unité*?

*R.* C'est le principe des nombres et l'âme du calcul, toute chose seule, ou chaque partie individuelle d'un tout. Sans l'unité, on ne peut ni nombrer, ni peser, ni mesurer, ni comparer.

*D.* Qu'entendez-vous par *nombre* ?

*R.* L'évaluation des quantités, comme par exemple :

| Dix milli., | milli., | cent mille, | dix mille, | mille, | cent., | dixai., | unités. |
|---|---|---|---|---|---|---|---|
| 1 | 2 | 3 | 4 | 5 | 6 | 7 | 8 |

est un nombre qui vaut douze millions trois cent quarante-cinq mille six cent soixante-dix-huit unités.

*D.* Qu'entendez-vous par *quantité* ?

*R.* La mesure des choses susceptibles de poids ou de calcul, d'augmentation ou de diminution.

*D.* Ne distingue-t-on pas deux sortes de quantité ?

*R.* Oui, la quantité *continue*, qu'on nomme géométrique, et la quantité *discrète*, qu'on nomme arithmétique. Comme par exemple : l'étendue d'un corps en longueur, largeur et profondeur, est une quantité continue ; et l'assemblage de choses séparées, comme des pièces d'or, d'argent, des fruits, des hommes, etc., est une quantité discrète.

*D.* Que représentent les chiffres ?

*R.* Des unités indéterminées quant à l'espèce des quantités, mais déterminées quant au nombre.

*D.* Citez-nous un exemple ?

*R.* Je suppose le nombre 60, qui est indéterminé quant à l'espèce des quantités.

*D.* Pourquoi ce nombre est-il indéterminé quant à l'espèce des quantités ?

*R.* Parce qu'il peut représenter 60 kilogrammes, 60 mètres, 60 francs, 60 hommes, etc. ; mais il est déterminé quant au nombre, n'en pouvant représenter plus ou moins que 60.

*D.* Quel nom prend le nombre indéterminé ?

*R.* Le nom de nombre *abstrait*.

*D.* Que veut dire abstrait ?

*R.* Considéré seul, et séparément du sujet ; comme par exemple : 125 est un nombre abstrait, puisqu'il ne représente pas l'espèce des quantités.

*D.* Quel nom prend le nombre déterminé ?

*R.* Le nom de nombre *concret*.

*D.* Que veut dire concret ?

*R.* La qualité unie au sujet, comme par exemple : 125 francs est un nombre concret, puisqu'il représente l'espèce des quantités.

*D.* Les calculs ne doivent donc se faire que sur des nombres abstraits ?

*R.* Oui, mais après l'opération on donne au résultat la dénomination qu'il convient ; telle que kilogrammes, mètres, litres, francs, hommes, etc.

*D.* Citez-nous un exemple ?

*R.* Le voici. 276 est un nombre abstrait qui ne représente que des unités indéterminées quant à l'espèce des quantités, au lieu que 276 francs est un nombre concret, puisqu'il est déterminé quant à l'espèce des quantités.

*D.* Qu'entendez-vous par calcul ?

*R.* Supputation, compte de tous nombres ou sommes, soit ajoutés, soit multipliés, soit soustraits, soit divisés.

## DEUXIÈME LEÇON.

### *Du Calcul décimal.*

*D.* Qu'est-ce que le calcul décimal?

*R.* C'est le système inverse de notre numération décuple, et dont la suite des unités des différens ordres est une progression croissante et successive de chaque terme multiplié par 10.

*D.* Que sont les décimales?

*R.* Les décimales sont les différens ordres de parties de l'unité, dont la valeur respective des chiffres décroît progressivement de 10 en 10, ce qui produit la progression décroissante et successive de chaque terme divisé par 10.

*D.* A qui doit-on l'invention du calcul décimal?

*R.* A *Règio-Montanus*, astronome prussien, qui vivait dans le quinzième siècle.

*D.* Avant la connaissance du calcul, comment comptait-on?

*R.* Avec les dix doigts des mains.

*D.* La numération décimale est-elle universellement connue?

*R.* Oui, elle est connue de presque tous les peuples de la terre.

*D.* Pouvez-vous nous donner une idée juste et claire de la progression croissante de l'unité, et décroissante des différens ordres de parties de l'unité?

*R.* Oui. Nous venons de dire plus haut que la progression croissante est produite par la multiplication de chaque terme par 10, et que la progression décroissante est produite par la division de chaque terme par 10. Ainsi un dixième étant l'inverse de dix, il ne faut que renverser l'expression de l'un, pour avoir l'expression de l'autre; donc 10 signifie dix, 01 signifiera un dixième, 100 signifie cent, 001 signifiera un centième, 1000 signifie mille, 0001 signifiera un millième, 10000 signifie dix mille, 00001 signifiera dix millièmes, etc., ou plus clairement $\frac{10}{1}$ signifie dix; $\frac{1}{10}$ signifiera un dixième, $\frac{100}{1}$ signifie cent, $\frac{1}{100}$ signifiera un centième, $\frac{1000}{1}$ signifie mille, $\frac{1}{1000}$ signifiera un millième, $\frac{10000}{1}$ signifie dix mille, $\frac{1}{10000}$ signifiera dix millièmes, etc., comme on peut s'en convaincre, en divisant le numérateur de ces différens nombres représentés sous la forme fractionnaire par le dénominateur; exemples :

Première fraction.

$\frac{10}{1 \text{ unité.}}$ — 10 dividende. | 1 diviseur.
0 | 10 quotient dix.

Deuxième fraction. Progression décroissante.

$\frac{1 \text{ unité.}}{10}$ — 1 dividende. | 10 diviseur.
10 | 01 quotient un dixième
0

Troisième fraction. Progression croissante.

$\frac{100}{1 \text{ unité.}}$ — 100 dividende. | 1 diviseur.
0 | 100 quotient cent.
0

Quatrième fraction. Progression décroissante.

$\frac{1 \text{ unité.}}{100}$ — 1 dividende. | 100 diviseur.
10 | 001 quot. un centième.
100

Cinquième fraction. Progression croissante.

$\frac{1000}{1 \text{ unité.}}$ — 1000 dividende | 1 diviseur.
0 | 1000 quotient mille.
0
0

Sixième fraction. Progression décroissante.

$\frac{1 \text{ unité.}}{1000}$ — 1 dividende. | 1000 diviseur.
10 | 0001 quot. un millième.
100
1000

Septième fraction. Progression croissante.

$\frac{10000}{1 \text{ unité.}}$ — 10000 dividende. | 1 diviseur.
0 | 10000 quot. dix mille
0
0
0

Huitième fraction. Progression décroissante.

$\frac{1 \text{ unité.}}{10000}$ — 1 dividende. | 10000 diviseur.
10 | 00001 quot. dix millièm.
100
1000
10000

*D.* Que remarquez-vous d'après les divisions que vous venez de faire?

*R.* Je remarque que, dans la progression décroissante l'unité est divisée par 10 à chaque zéro qui la précède, au lieu que dans la progression croissante, elle est multipliée par 10 à chaque zéro qui la suit.

*D.* Dans un nombre suivi d'une ou de plusieurs décimales, où se trouvent placées les unités?

*R.* A gauche de la première décimale.

*D.* Et les décimales, où sont-elles placées?

*R.* A droite des unités, comme par exemple : 324 francs 75 centimes; on voit que les unités 4 sont à gauche de la première décimale 7, qui par conséquent se trouve à droite des unités 4.

*D.* Quand un nombre se trouve suivi d'une, de deux, de trois décimales, etc., que représentent ces décimales?

*R.* Quand le nombre n'est suivi que d'une décimale, elle représente des dixièmes de l'unité; quand il est suivi de deux décimales, elles représentent des centièmes de l'unité, et ainsi de suite, comme par exemple : 312 mètres 7, signifie 312 mètres 7 dixièmes de mètre, ou 312 mètres 7 décimètres; 312 mètres 75, signifie 312 mètres 75 centièmes de mètres, ou 312 mètres 75 centimètres; et 312 mètres 751, signifie 312 mètres 751 millièmes de mètre, ou 312 mètres 751 millimètres, ou bien 312 mètres 7 décimètres, 5 centimètres et 1 millimètre.

*D.* Ne peut-on pas rendre un nombre suivi de décimales dix fois, cent fois, mille fois, etc., plus grand ou plus petit?

*R.* Oui, en reculant ou en avançant la virgule qui sépare les entiers des décimales d'un, de deux, de trois chiffres, vers la droite ou la gauche.

*D.* Donnez-nous en un exemple?

*R.* Je suppose que le nombre 6 mètres 25 centimètres doit être rendu dix fois plus grand, j'avance le premier chiffre des décimales de la droite vers la gauche, et j'ai 62 mètres 5 décimètres; le 2, qui marquait avant des dixièmes de mètre, marque des unités, et le 5, qui marquait des centièmes de mètre, marque des dixièmes de mètre. Si je veux rendre la même quantité de 6 mètres 25 centimètres cent fois plus grande, je supprime la virgule qui sépare les unités des décimales, et j'ai 625 mètres sans décimales; le chiffre 5, qui marquait avant des centièmes de mètre, marque des unités, et le 2, qui marquait avant des dixièmes de mètre, marque des dizaines d'unité.

*D.* Maintenant, comment rendrez-vous le nombre 625 mètres dix fois et cent fois plus petit?

*R.* 1°. Pour le rendre dix fois plus petit, je retranche sur la droite le dernier chiffre par une virgule, et j'ai 62 mètres 5 décimètres; le 5, qui précédemment marquait des unités, marque des dixièmes d'unité; 2°. Pour le rendre cent fois plus petit, je retranche sur la droite les deux derniers chiffres, et j'ai 6 mètres 25 centimètres; le 5, qui marquait des unités, marque des centièmes d'unité, et le 2, qui marquait des dizaines d'unité, marque des dixièmes d'unité, et le nombre 625 mètres, rendu cent fois plus petit, est 6 mètres 25 centimètres, même valeur qu'il avait avant d'être rendu cent fois plus grand.

*D.* Peut-on rendre également un nombre dix fois, cent fois, etc., plus grand et plus petit, quoiqu'il ne soit pas suivi de décimales?

*R.* Oui, en ajoutant à la droite, et après le dernier chiffre, un zéro pour le rendre dix fois plus grand, deux zéro pour le rendre cent fois plus grand, etc.

*D.* Comment rendrez-vous le nombre 625 mètres dix fois et cent fois plus grand?

*R.* 1°. Pour le rendre dix fois plus grand, j'ajouterai un zéro vers la droite, et j'aurai 6250 mètres. Le chiffre 5, qui marquait des unités, marque des dizaines d'unité; 2°. Pour rendre le même nombre 625 mètres cent fois plus grand, j'ajouterai deux zéro, et j'aurai 62500 mètres; le 5, qui marquait des unités, marque des centaines d'unité.

*D.* Comment rendrez-vous le nombre 62500 mètres dix fois et cent fois plus petit?

*R.* 1°. Pour le rendre dix fois plus petit, je retrancherai un zéro sur la droite, et j'aurai 6250 mètres; le 5, qui marquait des centaines d'unité, marque des dizaines d'unité; 2°. Pour rendre le nombre 62500 mètres cent fois plus petit, je retrancherai deux zéro sur la droite, et j'aurai 625 mètres, même valeur qu'avait le nombre avant d'être rendu cent fois plus grand; le 5, qui marquait des centaines d'unité, marque des unités.

*D.* Quand un nombre n'est pas précédé d'unités ou d'entiers, que faut-il faire?

*R.* Mettre un zéro avant la virgule.

*D.* Pourquoi faut-il avoir cette attention ?

*R.* Parce que le zéro sert à faire connaître qu'il n'y a pas d'entier dans le nombre, qui, par conséquent, est une fraction décimale, comme par exemple : 0,87 centièmes d'unité, ce qui est la même chose que $\frac{87}{100}$.

*D.* Quel avantage a le calcul décimal ?

*R.* L'avantage de ce calcul est d'abréger et de rendre plus claires et plus faciles toutes les opérations.

*D.* Pourquoi le calcul décimal abrége-t-il en rendant les opérations plus claires et plus faciles ?

*R.* Parce qu'il évite toute complication et opérations complexes, en faisant disparaître les fractions diversement combinées, et ramenant tous les calculs à des nombres entiers et nombres simples.

*D.* Pouvez-vous nous le prouver ?

*R.* Oui, puisqu'on opère de la même manière sur les nombres fractionnaires comme sur les nombres entiers (*Voyez* les différentes opérations qui suivent).

## TROISIÈME LEÇON.

### *De l'addition avec des décimales et sans décimales.*

*D.* Qu'entendez-vous par l'addition ?

*R.* J'entends par l'addition une opération par laquelle on réunit des quantités de même espèce, pour en faire une somme totale.

*D.* Comment doit-on placer les différens nombres ?

*R.* On doit les écrire les uns sous les autres, de manière que les unités soient sous les unités, les dizaines sous les dizaines, les centaines sous les centaines, etc., comme par exemple :

| | Mille, | cent., | dizain., | unités. |
|---|---|---|---|---|
| | 4 | 6 | 8 | 7 |
| | 3 | 2 | 5 | 4 |
| Font. . . . | 7 | 9 | 4 | 1 |

sept mille neuf cent quarante et une unités, ou mètres, francs, kilogr., etc.

*D.* Que doit-on faire quand les nombres sont placés ainsi qu'il est prescrit ?

*R.* Tirer un trait horizontal au-dessous. Exemple : ————

*D.* Par quelle somme doit-on commencer et suivre l'addition?

*R.* 1°. Par les unités; 2°. par les dizaines; 3°. par les centaines, etc. C'est-à-dire, qu'il faut additionner en commençant sur la droite, et en allant vers la gauche; le résultat de l'addition donne le produit.

*D.* Quand il se trouve des décimales aux nombres, comment doit-on opérer, et que faut-il faire après l'addition ?

*R.* On doit opérer comme s'il n'y avait pas de décimales; mais, après l'addition, on doit retrancher sur la droite autant de chiffres qu'il y a de décimales à un des nombres.

*D.* Si aux différens nombres la quantité de décimales n'est pas la même, que faut-il faire?

*R.* On ajoute, à chacun des nombres qui en ont moins, autant de zéro qu'il en faut pour que le nombre des décimales soit égal partout. . . . . . . . . . . . . . . . . . . . . . . . . . . . Exemple : 4687, 50

3254, 05

Produit sept mille neuf cent quarante-une unités, cinquante-cinq centièmes d'unité. 7941, 55

*Premier exemple :*

Addition sans décimales.

| | | |
|---|---|---|
| Premier nombre | 2763 | kilogrammes. |
| Deuxième nombre | 5276 | *id.* |
| Troisième nombre | 3473 | *id.* |
| Somme. . . | 11512 | kilogrammes. |

*Deuxième exemple :*

Addition avec des décimales.

| | | | |
|---|---|---|---|
| Premier nombre | 2763 kil. | 25 | décagrammes. |
| Deuxième nombre | 5276 | 05 | |
| Troisième nombre | 3473 | 10 | |
| Somme. . . | 11512 kil. | 40 | décagrammes. |

*D.* Voulez-vous nous faire le détail de l'addition du premier exemple ?

*R.* Oui, j'ai commencé à compter 3 ( unités du premier nombre 2763 ) avec 6 ( unités du deuxième nombre 5276 ) ce qui donne 9, qui plus 3 ( unités du troisième nombre 3473 ) produit 12, dont je pose 2 au-dessous de la ligne horizontale et sous la colonne des unités, et retiens 1 que je porte à la colonne des dizaines ; et dis 1 et 6 font 7, et 7 font 14, et 7 font 21, dont je pose 1 sous la colonne des dizaines à gauche des unités 2, et retiens 2 que je porte à la colonne des centaines; et dis 2 et 7 font 9, et 2 font 11, et 4 font 15, dont je pose 5 sous la colonne des centaines à côté des dizaines 1, et retiens 1 que je porte à la colonne des mille ; et dis 1 et 2 font 3, et 5 font 8, et 3 font 11, dont je pose 1 sous la colonne des mille à côté des centaines 5, et avance 1, attendu qu'il n'y a pas de colonne de dix mille; la somme des trois nombres est donc de 11512 kilogrammes sans décimales.

*D.* Quel est le produit ou la somme du deuxième exemple ?

*R.* 11512 kilogrammes, 4 hectogrammes ou 40 décagrammes, après avoir retranché deux chiffres sur la droite, même nombre de décimales qu'il y a à chacun des trois nombres.

*D.* Comment fait-on la preuve de l'addition sans décimales, comme avec des décimales ?

*R.* Pour faire la preuve de l'addition avec des décimales comme sans décimales, on soustrait de la somme totale tous les nombres partiels.

*D.* Que doit-on trouver ?

*R.* Zéro.

*D.* Pourquoi ?

*R.* Par la conséquence qu'un tout moins toutes ses parties doit égaler zéro.

*Preuve du premier exemple.*

| | | |
|---|---|---|
| Somme du premier exemple | 11512 | kilogrammes. |
| Premier nombre à soustraire | 2763 | |
| Reste. . . . . . | 8749 | |
| Deuxième nombre à soustr. | 5276 | |
| Reste. . . . . . | 3473 | |
| Troisième nombre à soustr. | 3473 | |
| Reste. . . . . . | 0000 | |

*Preuve du deuxième exemple.*

| | | | |
|---|---|---|---|
| Somme du deuxième exemple | 11512 kil. | 40 décagramm. | |
| Premier nombre à soustraire | 2763 | 25 | |
| Reste. . . . . | 8749 | 15 | |
| Deuxième nombre à soustraire | 5276 | 05 | |
| Reste. . . . . | 3473 | 10 | |
| Troisième nombre à soustraire | 3473 | 10 | |
| Reste. . . . . | 0000 | 00 | |

*D.* Que résulte-t-il des deux preuves ci-dessus ?

*R.* Que les trois nombres soustraits du produit de la somme de ces mêmes nombres donnent zéro. Donc l'opération est exacte.

## QUATRIÈME LEÇON.

### *De la soustraction avec des décimales et sans décimales.*

*D.* Qu'est-ce que la soustraction ?

*R.* C'est une opération par laquelle on retranche une quantité d'une autre.

*D.* Comment appelez-vous les deux nombres de la soustraction ?

*R.* L'un se nomme nombre *supérieur*, et l'autre nombre *inférieur*.

*D.* Quel est le nombre qui doit être soustrait de l'autre nombre ?

*R.* C'est le nombre inférieur.

*D.* Que résulte-t-il de cette opération ?

*R.* Un *reste*, ou *différence*, ou *zéro*.

*D.* En quoi diffère l'addition de la soustraction ?

*R.* L'addition consiste à réunir des quantités dont on veut connaître la somme, au lieu que, par opposition, la soustraction consiste à prendre la différence de deux quantités.

*D.* Comment les deux nombres dans la soustraction doivent-ils être placés?

*R.* On doit écrire le plus petit (nombre inférieur) au-dessus du plus grand (nombre supérieur), de manière que les unités soient sous les unités, les dizaines sous les dizaines, etc., comme dans l'addition, et on tire un trait horizontal au-dessous.

*D.* Que fait-on ensuite?

*R.* On soustrait successivement, du nombre supérieur, le nombre inférieur, en commençant par les unités; c'est-à-dire, de droite à gauche.

*D.* Dans le cas où les unités du nombre supérieur seraient plus petites que les unités du nombre inférieur, que faudrait-il faire?

*R.* Emprunter sur les dizaines, centaines, etc., du nombre supérieur.

*D.* Si les deux nombres avaient des décimales, comment faudrait-il opérer?

*R.* On opérerait comme s'il n'y en avait pas; mais, après la soustraction, on retrancherait sur la droite autant de chiffres qu'il y aurait de décimales.

| *Premier exemple de la soustraction.* | | *Deuxième exemple de la soustraction.* | |
|---|---|---|---|
| **Sans décimales.** | | **Avec des décimales.** | |
| On veut soustraire de | 2564 nombre supérieur. | On veut soustraire de | 2564, 74 nombre supérieur. |
| Le nombre inférieur. . | 258 | Le nombre inférieur | 258, 27 |
| Reste ou différence. . | 2306 | Reste ou différence. . | 2306, 47 |

*D.* Expliquez-nous la manière de faire l'opération du premier exemple?

*R.* Il faut soustraire du nombre supérieur le nombre inférieur; c'est-à-dire, qu'il faut retrancher 258, nombre inférieur, de 2564 nombre supérieur, en commençant par les unités; ainsi il n'est pas possible que de 4 unités du nombre supérieur, on en retranche 8 du nombre inférieur; il faut donc emprunter une dizaine du nombre supérieur, qui vaut 10 unités, qui, jointes aux 4, font 14. Qui de 14 unités en ôte 8, il reste 6 unités que l'on pose sous la ligne horizontale, et sous la colonne des unités; ensuite on retranche les dizaines du nombre supérieur des dizaines du nombre inferieur. Comme il a été pris une dizaine sur les 6 dizaines du nombre supérieur, il n'en reste plus que 5: ainsi, qui de 5 dizaines du nombre supérieur, en ôte 5 du nombre inférieur, il reste zéro, que l'on pose sous la colonne des dizaines à côté des unités 6; ensuite on retranche les centaines du nombre supérieur des centaines du nombre inférieur; ainsi qui de 5 centaines du nombre supérieur en ôte 2 du nombre inférieur, il en reste 3 que l'on pose sous la colonne des centaines à côté des dizaines, et enfin on retranche les mille du nombre supérieur des mille du nombre inférieur: comme il n'y a pas de mille au nombre inférieur, il reste 2 mille que l'on pose sous la colonne des mille à côté des centaines. Ce qui produit pour reste ou différence 2306 kilogrammes ou litres, ou mètres, ou francs, etc.

*D.* Quelle est la différence de la soustraction du deuxième exemple?

*R.* 2306 kilogrammes, 4 hectogrammes et 7 décagrammes, ou 2306 kilogrammes, 47 décagrammes, après avoir retranché 2 chiffres sur la droite, même nombre de décimales qu'il y a au nombre supérieur et au nombre inférieur.

*D.* Comment fait-on la preuve de la soustraction, soit avec des décimales ou sans décimales?

*R.* Pour faire la preuve de la soustraction, avec des décimales ou sans décimales, on additionne le *reste* ou la *différence* avec le plus petit nombre.

*D.* Pourquoi?

*R.* Par la raison que de deux quantités inégales, la plus petite (nombre inférieur soustrait), plus le *reste* ou la *différence* (du nombre supérieur), doit égaler la plus grande.

| *Preuve de la soustraction.* Du premier exemple sans décimales. | |
|---|---|
| Le reste ou la différence est de. . . . . . . | 2306 |
| Le nombre inférieur soustrait est de. . . . . | 258 |
| Produit égal au nombre supérieur. . . . | 2564 |

| *Preuve de la soustraction.* Du deuxième exemple avec des décimales. | |
|---|---|
| Le reste ou la différence est de. . . . . | 2306, 47 |
| Le nombre inférieur soustrait est de. . . | 258, 27 |
| Produit égal au nombre supérieur. . . . | 2564, 74 |

*D.* Que résulte-t-il des deux preuves ci-dessus?

*R.* Que le *reste* ou la *différence* additionné avec le nombre inférieur, égale le nombre supérieur. Donc l'opération est exacte.

## CINQUIÈME LEÇON.

### *De la multiplication avec des décimales et sans décimales.*

*D.* Qu'est-ce que la multiplication?

*R.* La multiplication est une addition abrégée, par laquelle on répète une quantité autant de fois qu'il y a d'unités dans une autre quantité donnée.

*D.* En quoi diffère l'addition de la multiplication?

*R.* Ces deux opérations diffèrent entre elles, en ce que dans l'addition on ajoute des quantités de mêmes ou de différentes valeurs, au lieu que dans la multiplication il s'agit d'ajouter un certain nombre de fois, une quantité à elle-même.

*D.* Comment appelez-vous les deux nombres de la multiplication?

*R.* L'un se nomme *multiplicande*, et l'autre *multiplicateur.*

*D.* Comment appelez-vous le nombre répété?

*R.* C'est le multiplicande.

*D.* Et l'autre nombre, comment l'appelez-vous?

*R.* C'est le multiplicateur.

*D.* Comment s'appelle le résultat de cette opération?

*R.* Le produit.

*D.* Quel est l'élément qui compose la totalité du produit?

*R.* C'est le multiplicande.

*D.* Qu'est-ce qui indique combien de fois le multiplicande doit être répété?

*R.* C'est le multiplicateur.

*D.* Ne comprend-on pas, sous le nom général de facteurs du produit, le *multiplicande* et le *multiplicateur*?

*R.* Oui, parce que ces deux nombres concourent à la formation du produit.

*D.* Peut-on prendre indifféremment le multiplicande pour le multiplicateur, et le multiplicateur pour le multiplicande?

*R.* Oui, parce que soit qu'on multiplie 10 par 20, ou 20 par 10, ou tout autre nombre, le produit est toujours le même. En effet, 10 multiplié par 20 donne 200, comme 20 multiplié par 10 donne également 200.

*D.* Quelle est la difficulté de la multiplication pour les commençans?

*R.* C'est de trouver sur-le-champ le produit d'un chiffre par un autre.

*D.* Que faut-il savoir pour cela?

*R.* La table de multiplication qu'on attribue à Pythagore.

## TABLE DE MULTIPLICATION.

| | Première bande verticale. | 2e. multiplicande. | 3e. *idem.* | 4e. *idem.* | 5e. *idem.* | 6e. *idem.* | 7e. *idem.* | 8e. *idem.* | 9e. *idem.* | |
|---|---|---|---|---|---|---|---|---|---|---|
| | 1 | 2 | 3 | 4 | 5 | 6 | 7 | 8 | 9 | Première bande horizontale multiplicande. |
| 2 multiplicateur. | 2 | 4 | 6 | 8 | 10 | 12 | 14 | 16 | 18 | Produits de la 1re. bande horizont., multipl. par 2. |
| 3 *idem.* | 3 | 6 | 9 | 12 | 15 | 18 | 21 | 24 | 27 | Prod. de la 1re. bande horizont., multipliée par 3. |
| 4 *idem.* | 4 | 8 | 12 | 16 | 20 | 24 | 28 | 32 | 36 | Prod. de la 1re. bande horizont., multipliée par 4. |
| 5 *idem.* | 5 | 10 | 15 | 20 | 25 | 30 | 35 | 40 | 45 | Prod. de la 1re. bande horizont., multipliée par 5. |
| 6 *idem.* | 6 | 12 | 18 | 24 | 30 | 36 | 42 | 48 | 54 | Prod. de la 1re. bande horizont., multipliée par 6. |
| 7 *idem.* | 7 | 14 | 21 | 28 | 35 | 42 | 49 | 56 | 63 | Prod. de la 1re. bande horizont., multipliée par 7. |
| 8 *idem.* | 8 | 16 | 24 | 32 | 40 | 48 | 56 | 64 | 72 | Prod. de la 1re. bande horizont., multipliée par 8. |
| 9 *idem.* | 9 | 18 | 27 | 36 | 45 | 54 | 63 | 72 | 81 | Prod. de la 1re. bande horizont., multipliée par 9. |

*D.* Que remarquez-vous d'après la table de multiplication ci-dessus?

*R.* Je remarque que les produits des chiffres qui se trouvent dans la première bande horizontale, par les chiffres qui sont dans la première bande verticale, sont placés directement sous le multiplicande, et vis-à-vis le multiplicateur; comme, par exemple : 8 multiplicateur de la première bande verticale, par 8 multiplicande de la première bande horizontale, donne 64, qui se trouve directement dans la huitième bande verticale, sous le multiplicande, et dans la huitième bande horizontale, vis-à-vis le multiplicateur 8 de la première bande verticale.

*D.* Quelle attention doit-on avoir pour abréger la multiplication, quand les deux facteurs ne sont pas composés d'un même nombre de chiffres?

*R.* De placer pour multiplicande le facteur le plus fort, et par conséquent le moins fort pour multiplicateur.

*Premier exemple de la multiplication.*

Sans décimales.

| | |
|---|---|
| Multiplicande | 45675 |
| Multiplicateur | 357 |
| Premier produit partiel par 7 | 319725 |
| Deuxième prod. partiel par 5 | 228375 |
| Troisième prod. partiel par 3 | 137025 |
| Produit général. | 16305975 |

*Deuxième exemple de la multiplication.*

Avec des décimales.

| | |
|---|---|
| Multiplicande | 45675, 46 |
| Multiplicateur | 357, 22 |
| Premier produit partiel par 2. . . | 9135092 |
| Deuxième produit partiel par 2. . . | 9135092 |
| Troisième produit partiel par 7. . . | 31972822 |
| Quatrième produit partiel par 5. . . | 22837730 |
| Cinquième produit partiel par 3. . | 13702638 |
| Produit général. . . | 16316187,8212 |

*D.* Expliquez-nous la manière de faire la multiplication du premier exemple ?

*R.* Après avoir disposé le multiplicande et le multiplicateur comme ci-dessus, je tire un trait horizontal.

*D.* Ensuite comment multipliez-vous ?

*R.* Je multiplie successivement, en commençant par la droite, tous les chiffres du multiplicande par les 7 unités du multiplicateur ; ensuite je multiplie de même tous les chiffres du multiplicande, par les 5 dizaines du multiplicateur, et enfin je multiplie toujours les chiffres du multiplicande par les 3 centaines du multiplicateur, et ainsi de suite, s'il y avait plus de chiffres au multiplicateur ; ensuite je tire un trait horizontal sous les nombres multipliés, et je fais l'addition qui donne le produit général.

*D.* Quel est le produit général du premier exemple, c'est-à-dire, combien, supposons, 45675 kilolitres de vin, à 357 francs l'un, font-ils de francs ?

*R.* Les 45675 kilolitres font seize millions trois cent cinq mille neuf cent soixante-quinze francs.

*D.* Combien les 45675 kilolitres 46 décalitres de vin à 357 fr. 22 cent. le kilolitre, reviendront-ils en francs ?

*R.* A seize millions trois cent seize mille cent quatre-vingt-sept francs vingt-deux centimes, en négligeant les deux derniers chiffres qui n'ont aucune valeur.

*D.* Pourquoi, au produit général du deuxième exemple, avez-vous retranché 4 chiffres sur la droite ?

*R.* A cause des deux décimales qu'il y a au multiplicande et au multiplicateur.

*D.* Le calcul décimal ne permet-il pas d'abréger la multiplication, quand les nombres des deux facteurs, c'est-à-dire, le multiplicande et le multiplicateur, sont suivis de plusieurs décimales ?

*R.* Oui.

*D.* Voulez-vous nous le démontrer en figurant les deux opérations ; c'est-à-dire, l'une par la multiplication ordinaire, et l'autre par la multiplication que permet le calcul décimal ?

*R.* Je suppose qu'il faut multiplier 3 kilogrammes, 6 hectogrammes, 5 décagrammes, 2 grammes et 4 décigrammes d'or, par 5 kilogrammes, 7 hectogrammes, 8 décagrammes, 2 grammes et 1 décigramme d'or ; on aura donc pour
multiplicande. . . . . . . 3,6524
et pour multiplicateur. . . 5,7821.

Je vais figurer les deux opérations.

*Troisième exemple par la multiplication ordinaire.*

| | | |
|---|---|---|
| Multiplicande. . . | 3,6524 | |
| Multiplicateur. . . | 5,7821 | |
| Premier produit partiel par 1. . . | 3 | 6524 |
| Deuxième produit partiel par 2. . . | 73 | 048 |
| Troisième produit partiel par 8. . . | 2921 | 92 |
| Quatrième produit partiel par 7. . . | 25566 | 8 |
| Cinquième produit partiel par 5. . . | 182620 | |
| Produit général. . . . . | 21,1185 | 4204 |

*Quatrième exemple par une multiplication plus courte.*

| | |
|---|---|
| Multiplicande. . . . . | 3,6524 |
| Multiplicateur. . . . . | 5,7821 |
| Premier produit partiel par 5. . . . . | 18,2620 |
| Deuxième produit partiel par 7. . . . . | 2,5566 |
| Troisième produit partiel par 8. . . . . | 2921 |
| Quatrième produit partiel par 2. . . . . | 73 |
| Cinquième produit partiel par 1. . . . . | 3 |
| Produit général. , . . . | 21,1185 |

*D.* Quel est le produit général du troisième exemple ?

*R.* Après avoir retranché 8 chiffres sur la droite, même nombre de décimales qui se trouvent aux deux facteurs, c'est-à-dire, au multiplicande et au multiplicateur, le produit général est de 21 kilogr., 1 hectogr., 1 décagr., 8 grammes et 5 décigrammes, en négligeant les quatre autres décimales qui ne sont d'aucune valeur, le milligr. ne valant pas un grain.

*D.* Comment faites-vous la multiplication du quatrième exemple ?

*R.* Je commence 1°. par multiplier les quatre dix millièmes de la fraction décimale du multiplicande par les 5 unités du multiplicateur, ce qui donne pour premier produit 18,2620 ; ensuite je multiplie les 2 millièmes de la fraction décimale du multiplicande par les 7 dixièmes de la fraction décimale du multiplicateur, ce qui donne pour deuxième produit 2,5566, ayant retenu 2 comme si j'avais multiplié par 4 ; ensuite je multiplie les 5 centièmes de la fraction décimale du multiplicande, par les 8 centièmes de la fraction décimale du multiplicateur, ce qui donne pour troisième produit 2921, ayant retenu 1 comme si j'avais multiplié 2 par 8; ensuite je multiplie les 6 dixièmes de la fraction décimale du multiplicande, par les 2 millièmes de la fraction décimale du multiplicateur, ce qui donne pour quatrième produit 73, ayant retenu 1 comme si j'avais multiplié 2 par 5, et enfin je multiplie les 3 unités du multiplicande par le 1 dix millième du multiplicateur, ce qui donne pour cinquième produit 3, et pour produit général 21,1185, ou 21 kilogrammes, 1 hectogramme, 1 décagramme, 8 grammes et 5 décigrammes, même produit que par la multiplication ordinaire, moins les 4 dernières décimales qui ne sont d'aucune valeur.

*D.* En comparant la multiplication du quatrième exemple avec la multiplication ordinaire, que voit-on?

*R.* Que l'opération est plus courte, et que les produits sont tous renversés. Le cinquième produit de la multiplication ordinaire se trouve dans celle-ci le premier, ainsi des autres.

*D.* Qu'est-ce qui produit ce renversement?

*R.* C'est qu'au lieu de commencer la multiplication de la droite du multiplicateur vers la gauche, on commence, au contraire, en partant de la gauche du multiplicateur vers la droite, en allant successivement de la droite vers la gauche au multiplicande; c'est-à-dire, qu'à mesure qu'on avance de gauche à droite au multiplicateur, on recule de droite à gauche au multiplicande.

*D.* Peut-on faire usage de cette manière de multiplier, quand les nombres ne sont pas suivis de plusieurs décimales?

*R.* Non, par la raison qu'on n'obtiendrait qu'une partie du produit; au lieu qu'étant suivis de plusieurs décimales, il n'est pas nécessaire d'obtenir la totalité des décimales qu'on aurait retranchées au produit de l'addition de l'autre multiplication. Tous les chiffres qui se trouvent sur la droite de la ligne perpendiculaire de la multiplication du troisième exemple, sont tous ceux qu'il était inutile de faire pour obtenir un résultat exact (*Voyez* le troisième et quatrième exemples).

*D.* Comment fait-on la preuve de la multiplication sans décimales, comme avec des décimales?

*R.* En divisant le produit par l'un des facteurs; c'est-à-dire, par le multiplicande ou le multiplicateur; si le quotient est égal à l'autre facteur, l'opération est exacte.

*D.* Pourquoi l'opération serait-elle exacte?

*R.* Par la conséquence que le produit est à l'un ou à l'autre nombre, ce que l'un ou l'autre est à l'unité; comme par exemple : 1 est à 12, comme 4 est à 48, ou bien 1 est à 4, comme 12 est à 48.

*Preuve de la multiplication*
Du premier exemple sans décimales.

| | |
|---|---|
| Produit génér. 16305975 divid. | 357 multiplicateur diviseur. |
| 2025 | 45675 prod. égal au multiplᵉ. |
| 2409 | |
| 2677 | |
| 1785 | |
| 000 | |

*Preuve de la multiplication*
Du deuxième exemple avec des décimales.

| | |
|---|---|
| Prod. génér. 16316187,8212 divid. | 357,22 multip. divis. |
| 202738 | 45675,46 prod. égal au multiplicᵉ. |
| 241287 | |
| 269558 | |
| 195042 | |
| 164321 | |
| 214332 | |
| 00000 | |

*D.* Que résulte-il des deux preuves ci-dessus?

*R.* Que le produit divisé par le multiplicateur de chacun des exemples égale le multiplicande; donc l'opération est exacte.

## SIXIÈME LEÇON.

### *De la Division sans décimales et avec des décimales.*

*D.* Qu'est-ce que la division?

*R.* C'est une opération par laquelle on cherche combien de fois une quantité est contenue en tout ou en partie dans une autre.

*D.* Comment appelle-t-on ces quantités?

*R.* *Diviseur* et *dividende*.

*D.* Quelle est la quantité qui est contenue en tout ou en partie dans l'autre?

*R.* C'est le diviseur qui est contenu en tout ou en partie dans le dividende.

*D.* Comment nomme-t-on le résultat de la division?

*R.* *Quotient*, qui veut dire combien de fois.

*D.* Comment appelez-vous la quantité restante du dividende, qui n'est pas divisible en tout dans le diviseur?

*R.* *Reste* ou *résidu*.

*D.* Si vous vouliez obtenir des dixièmes, des centièmes, des millièmes, etc., du quotient, que feriez-vous?

*R.* J'ajouterais, pour avoir des dixièmes, un zéro au résidu; pour avoir des centièmes, j'ajouterais deux zéro, pour avoir des millièmes, j'ajouterais trois zéro, et ainsi de suite, et je diviserais le résidu, qui serait alors dividende, par le diviseur, en séparant les unités des décimales par une virgule, et j'aurais pour quotient tant d'unités, plus des dixièmes, centièmes et millièmes d'unité.

*D.* Que remarquez-vous par la définition de la division?

*R.* Je remarque que la division est une opération tout-à-fait inverse de la multiplication.

*D.* Pouvez-vous nous le démontrer?

*R.* Oui. Dans la multiplication, le multiplicateur indique le nombre de fois que le multiplicande doit être répété; dans la division, au contraire, c'est le multiplicande qui est divisé par le multiplicateur. Dans la multiplication, le produit est la somme qu'on doit composer, au lieu que dans la division c'est la même somme sous le nom de dividende qu'il faut décomposer; dans la multiplication, le nombre 45675 a été rendu 357 fois plus grand (*Voyez* le premier exemple de la multiplication, page 9); et dans la division, au contraire, le même nombre 45675 est rendu 357 fois plus petit (*Voyez* le premier exemple de la division ci-après).

*D.* Qu'en résulte-t-il?

*R.* Que le dividende et le produit, le diviseur et le multiplicande, le quotient et le multiplicateur, sont des quantités pareilles, mais sous différentes dénominations, comme on peut le voir par les exemples qui suivent.

*Premier exemple de la division.*

Sans décimales.

| | | | | |
|---|---|---|---|---|
| Dividende | 45675 | à diviser par | 357 | diviseur. |
| | 997 | quotient | 127 | |
| | 2835 | | | |
| Résidu. . . . | 336 | | | |

*Deuxième exemple de la division.*

Avec des décimales.

| | | | | |
|---|---|---|---|---|
| Dividende | 45675,46 | à diviser par | 357,22 | diviseur. |
| | 99534 | quotient | 127,86 | |
| | 280906 | | | |
| | 308520 | | | |
| | 227440 | | | |
| Résidu. . . . . . | 13108 | | | |

*D.* Que remarquez-vous d'après la position du dividende et du diviseur de chacun des deux exemples que vous venez de figurer?

*R.* Je remarque, que généralement on place le dividende à gauche, et le diviseur à droite, comme je l'ai fait; mais j'observe que la division étant l'inverse de la multiplication, il faut, pour plus de régularité, que le dividende soit à droite, et le diviseur à gauche; de cette manière:

| *Troisieme exemple.* Sans décimales. | | | | *Quatrième exemple.* Avec des décimales. | | | |
|---|---|---|---|---|---|---|---|
| Diviseur | 357 | Dividende | 45675 | Diviseur | 357,22 | Dividende | 45675,46 |
| Quotient | 127 | | 997 | Quotient | 127,86 | | 99534 |
| | | | 2835 | | | | 280906 |
| | | | 336 résidu. | | | | 308520 |
| | | | | | | | 227404 |
| | | | | | | | 13108 résidu. |

*D.* Que voyez-vous par les exemples ci-dessus?

*R.* Je vois que la division est bien comme nous l'avons dit plus haut, l'inverse de la multiplication.

*D.* Comment cela?

*R.* Le multiplicande a pris le nom de dividende, le multiplicateur celui de diviseur, la somme ou produit celui de quotient.

*D.* Voulez-vous nous détailler l'opération de la division?

*R.* Oui, pour effectuer la division, il faut chercher combien de fois le diviseur est contenu en tout ou en partie dans le dividende; ainsi il s'agit, d'après l'exemple troisième, de savoir combien de fois le diviseur 357 est contenu dans le dividende 45675; la quantité trouvée sera le quotient. Pour y parvenir, je prends autant de chiffres à gauche du dividende qu'il y a de chiffres au diviseur, et dis: en 456 combien y a-t-il de fois 357, je trouve 1 fois, plus un reste de 99, je pose 1 au quotient sous le premier chiffre à gauche du diviseur, et descends les 7 dizaines du dividende que je place à droite du reste 99, ce qui fait 997, et dis: en 997 combien de fois 357, je trouve 2 fois plus un reste de 283, je pose 2 au quotient à droite du premier chiffre; enfin je descends les 5 unités du dividende que je place sur la droite du reste 283; j'ai donc 2835; je dis enfin en 2835 combien de fois 357, je trouve 7 fois plus un reste de 336; je pose le 7 au quotient à droite du 2, et j'obtiens pour quotient 127 plus $\frac{336}{45675}$ qu'on nomme résidu. D'après cela, le diviseur 357 est donc contenu 127 fois dans le dividende 45675, plus $\frac{336}{45675}$.

*D.* Comment fait-on la preuve de la division?

*R.* En multipliant le diviseur par le quotient, et en ajoutant après la multiplication le *résidu*. Si le produit égale le dividende, l'opération est exacte.

*D.* Pourquoi l'opération, sera-t-elle exacte?

*R.* Par la raison que le dividende est au diviseur ou au quotient, ce que l'un ou l'autre est à l'unité; comme par exemple: 48 est à 4 comme 12 est à 1; ou bien 48 est à 12 comme 4 est à 1.

| *Preuve du premier exemple de la division.* Sans décimales. | | *Preuve du deuxième exemple de la division.* Avec des décimales. | |
|---|---|---|---|
| Diviseur. . . . | 357 à multiplier. | Diviseur. . . . . | 357,22 à multiplier. |
| Par le quotient. | 127 | Par le quotient. . | 127,86 |
| | 2499 | | 214332 |
| | 714 | | 285776 |
| | 357 | | 250054 |
| Résidu. . . . . | 336 | | 71444 |
| | 45675 produit du dividende. | | 35722 |
| | | Résidu. . . . . . . . | 13108 |
| | | | 45675,4600 produit du dividende. |

*D.* Que prouvent les deux preuves de la division que nous venons de faire?

*R.* Ce que nous avons déjà dit, relativement à la multiplication et à la division. Pour faire la preuve de la multiplication, il faut diviser la somme ou produit par le multiplicateur, et pour faire celle de la division, c'est le quotient qui remplace la somme qui multiplie le diviseur, qui était dans la multiplication le multiplicateur.

## SEPTIÈME LEÇON.

### *De la composition des tables de réduction des poids, mesures, etc.*

*D.* Quelle opération faut-il faire pour composer des tables de réduction des poids, mesures, etc.

*R.* Il faut diviser un nombre par un autre.

*D.* Qu'est-il essentiel de savoir pour cela?

*R.* Le rapport certain qui existe entre les mesures, poids, etc., qu'on veut comparer.

*D.* Voici une donnée certaine. Je désire savoir combien 1, 10, 100, 1000, 10000, 100000 et 1000000 de livres de Leipsick valent de kilogrammes. La livre de Leipsick est de 8793 grains de France, 35 centièmes de grain, et le kilogramme est de 18827 grains, 15 centièmes de grain?

*R.* Pour résoudre la question proposée, il faut diviser la valeur de la livre de Leipsick par la valeur du kilogramme, c'est-à-dire, que 8793,35 doit être divisé par 18827,15; comme le dividende 8793,35 n'est pas contenu dans le diviseur 18827,15, je mets un zéro au quotient suivi d'une virgule, pour indiquer qu'une livre de Leipsick ne vaut pas 1 kilogramme, et j'ajoute 6 zéro au dividende, et je divise comme à l'ordinaire en descendant successivement un zéro pris sur la droite du dividende jusqu'au dernier: le quotient sera le rapport demandé, et le nombre fixe invariable. Le *multiplicande* servira à trouver n'importe quelle quantité de livres de Leipsick qu'on voudra convertir en kilogrammes, c'est-à-dire, qu'en multipliant le nombre fixe par la quantité de livres de Leipsick qu'on voudra convertir en kilogrammes, le produit sera des kilogrammes, après avoir retranché six chiffres sur la droite au produit de l'addition, attendu qu'il y a six chiffres après le zéro et la virgule au nombre fixe.

*D.* Figurez-nous l'opération que vous venez de détailler.

*R.* La voici.

| *Diviseur.* | *Dividende.* |
|---|---|
| Valeur du kilogr. 18827,15 grains de France. | Val. de la livre de Leipsick 8793,35000000 grains de France. |
| Quotient. . . . . 0,467057 nombre fixe et multiplicande. | 12624900 |
| | 13286100 |
| | 10709500 |
| | 12959250 |
| | 1662960 résidu considéré comme nul. |

*D.* Quel résultat donne la division que vous venez de faire?

*R.* Le résultat est que 1°. 1 livr. de Leipsick, vaut 0, kilogr., 4 hect., 6 décag., 7 gram., 0 décig., 5 centig. et 7 millig.

| | | | | | | | | | | | | | | |
|---|---|---|---|---|---|---|---|---|---|---|---|---|---|---|
| que 2°. 10 | *id.* | valent 4 | *id.* | 6 | *id.* | 7 | *id.* | 0 | *id.* | 5 | *id.* | 7 | *id.* | » |
| que 3°. 100 | *id.* | *id.* 46 | *id.* | 7 | *id.* | 0 | *id.* | 5 | *id.* | 7 | *id.* | » | | |
| que 4°. 1000 | *id.* | *id.* 467 | *id.* | 0 | *id.* | 5 | *id.* | 7 | *id.* | » | | | | |
| que 5°. 10000 | *id.* | *id.* 4670 | *id.* | 5 | *id.* | 7 | *id.* | » | | | | | | |
| que 6°. 100000 | *id.* | *id.* 46705 | *id.* | 7 | *id.* | » | | | | | | | | |
| Et que 7°. 1000000 | *id.* | *id.* 467057 | » | | | | | | | | | | | |

*D.* Je désire savoir combien 327 livres de Leipsick font de kilogrammes, hectogrammes, décagrammes, grammes, décigrammes, centigrammes et milligrammes.

*R.* Il suffit, pour répondre à la question, de multiplier le quotient, nombre fixe, ou le *multiplicande* 0,467057 par les 327 livres de Leipsick qu'on veut convertir en kilogrammes et fraction de kilogramme, le produit de la multiplication et de l'addition sera la quantité de kilogrammes et de fraction de kilogramme, que valent les 327 livres de Leipsick, après avoir retranché 6 chiffres sur la droite au produit de l'addition, attendu qu'il y a 6 décimales au multiplicande ou nombre fixe.

*D.* Faites-nous l'opération, afin de savoir ce que les 327 livres de Leipsick font de kilogrammes?

*Opération.*

| | | |
|---|---|---|
| Nombre fixe. . . . . . . . . . . . . . . . . . | 0,467057 | rapport de 1 million de livres de Leipsick en kilogrammes. |
| Livres de Leipsick à convertir en kilogramm. | 327 | |
| | 3269399 | |
| | 934114 | |
| | 1401171 | |
| Produit. . . | 152,727639 | |

*R.* Les 327 livres de Leipsick, valent 152 kilogrammes, 7 hectogrammes, 2 décagrammes, 7 grammes, 6 décigrammes, 3 centigrammes et 9 milligrammes.

*D.* Maintenant, je désire savoir combien 1, 10, 100, 1000, 10000, 100000 et 1000000 de kilogrammes font de livres de Leipsick?

*R.* Pour résoudre la question proposée, il faut, pour trouver le quotient, le nombre fixe ou le multiplicande, que je fasse la division inverse, c'est-à-dire, qu'il faut que je divise 18827,15 par 8793,35; comme le dividende est contenu deux fois dans le diviseur, je mets 2 au quotient, suivi d'une virgule, pour indiquer que le kilogramme vaut 2 livres de Leipsick, et j'ajoute au dividende 6 zéro, et je divise, comme à l'ordinaire, en descendant successivement un zéro pris sur la droite du dividende jusqu'au dernier, le quotient sera le rapport demandé, et le nombre fixe et invariable, ou le *multiplicande* servira à trouver n'importe quelle quantité de kilogrammes et de fraction de kilogrammes qu'on voudra convertir en livres de Leipsick, c'est-à-dire, qu'en multipliant le nombre fixe 2,141067 par la quantité de kilogrammes et fraction de kilogramme qu'on voudra convertir en livres de Leipsick, le produit sera des livres de Leipsick, après avoir retranché 6 chiffres sur la droite au produit de l'addition, attendu qu'il y a 6 décimales après les unités 2, séparées par une virgule; on retranchera de plus autant de chiffres qu'il y aura de décimales au nombre à convertir.

*D.* Figurez-nous l'opération que vous venez de détailler.

*R.* La voici.

| *Diviseur.* | | *Dividende.* |
|---|---|---|
| Val. de la liv. de Leipsick 8793,35 grains de France. | Valeur du kilogr. | 18827,15000000 grains de France. |
| Quotient. . . . . . . 2,141067 nombre fixe, multiplic^e^. | | 1240450 |
| | | 3611150 |
| | | 938100 |
| | | 5876500 |
| | | 6004900 |
| | | 728890 résidu considéré comme nul. |

*D.* Quel résultat donne la division que vous venez de faire?

| | | | | | | |
|---|---|---|---|---|---|---|
| *R.* Le résultat est que 1°. 1 | kilogramme | vaut 2 | livres de Leipsick, | plus | 141067 | millioniémes de livre de Leipsick. |
| que 2°. 10 | *id.* | val. 21 | *id.* | plus | 41067 | cent millièmes de livre *id.* |
| que 3°. 100 | *id.* | val. 214 | *id.* | plus | 1067 | dix millièmes de livre *id.* |
| que 4°. 1000 | *id.* | val. 2141 | *id.* | plus | 067 | millièmes de livre *id.* |
| que 5°. 10000 | *id.* | val. 21410 | *id.* | plus | 67 | centièmes de livre *id.* |
| que 6°. 100000 | *id.* | val. 214106 | *id.* | plus | 7 | dixièmes de livre *id.* |
| Et que 7°. 1000000 | *id.* | val. 2141067 | *id.* | | » | |

*D.* Faites-nous l'opération, afin de savoir si les 152 kilogrammes, 7 hectogrammes, 2 décagrammes, 7 grammes, 6 décigrammes, 3 centigrammes et 9 milligrammes, nous donneront les 327 livres de Leipsick?

*Opération.*

| | | |
|---|---|---|
| Nombre fixe. | 2,141067 | rapport de 1 million de kilogr. en |
| Kilogr. et fraction de kilogramme à convertir en livres de Leipsick. | 152,727639 | livres de Leipsick. |
| | 2141067 | |
| | 1070533 | |
| | 42821 | |
| | 14987 | |
| | 428 | |
| | 149 | |
| | 12 | |
| *R.* Les 152 kil., 7 hect., 2 décag., 7 gramm., 6 décig., 3 centig. et 9 millig., font bien les 327 livres de Leipsick. | 327,0001 (1) | |

*D.* Comment sont composées les tables de comparaisons des poids et mesures, etc., dites de Martin, ou le Régulateur universel?

*R.* Elles ont été calculées comme les deux rapports que nous venons de citer, c'est-à-dire, que l'auteur a dû faire les mêmes opérations que nous pour trouver la valeur de la livre de Leipsick au kilogramme, et du kilogramme à la livre de Leipsick. La seule différence qui existe, c'est que l'auteur du Régulateur donne les multiplications faites, en ce qu'il a multiplié par 2, 3, 4, 5, 6, 7, 8 et 9, le rapport qui existe entre la livre de Leipsick et le kilogramme, et le kilogramme et la livre de Leipsick; il en a fait de même pour toutes les autres tables.

*D.* Figurez-nous les tables des deux rapports dont nous venons de parler d'après la méthode du Régulateur universel, avec le détail?

*R.* Les voici:

(1) *Voyez* comment on multiplie de cette manière, page 10.

*Table comparative des livres de Leipsick en kilogrammes, d'après l'auteur du Régulateur.*

| | | | | | | | |
|---|---|---|---|---|---|---|---|
| 1000000 de livres de Leipsick, font | | 467057 kilogr., nombre fixe ou rapport de 1 million de livres de Leipsick en kilogr. | | | | | |
| 2000000 | *id.* | 934114 | *id.* | produit du nombre fixe multiplié par 2 millions. | | | |
| 3000000 | *id.* | 1401171 | *id.* | *id.* | *id.* | par 3 | *id.* |
| 4000000 | *id.* | 1868228 | *id.* | *id.* | *id.* | par 4 | *id.* |
| 5000000 | *id.* | 2335285 | *id.* | *id.* | *id.* | par 5 | *id.* |
| 6000000 | *id.* | 2802342 | *id.* | *id.* | *id.* | par 6 | *id.* |
| 7000000 | *id.* | 3269399 | *id.* | *id.* | *id.* | par 7 | *id.* |
| 8000000 | *id.* | 3736456 | *id.* | *id.* | *id.* | par 8 | *id.* |
| 9000000 | *id.* | 4203513 | *id.* | *id.* | *id.* | par 9 | *id.* |

*Table comparative des kilogrammes en livres de Leipsick, d'après l'auteur du Régulateur.*

| | | | | | | | |
|---|---|---|---|---|---|---|---|
| 1000000 de kilogrammes, font | | 2141067 liv. de Leipsick, nombre fixe, rapport de 1 million de kilogr. en liv. de Leipsick. | | | | | |
| 2000000 | *id.* | 4282134 | *id.* | produit du nombre fixe, multiplié par 2 millions. | | | |
| 3000000 | *id.* | 6423201 | *id.* | *id.* | *id.* | par 3 | *id.* |
| 4000000 | *id.* | 8564268 | *id.* | *id.* | *id.* | par 4 | *id.* |
| 5000000 | *id.* | 10705335 | *id.* | *id.* | *id.* | par 5 | *id.* |
| 6000000 | *id.* | 12846402 | *id.* | *id.* | *id.* | par 6 | *id.* |
| 7000000 | *id.* | 14987469 | *id.* | *id.* | *id.* | par 7 | *id.* |
| 8000000 | *id.* | 17128536 | *id.* | *id.* | *id.* | par 8 | *id.* |
| 9000000 | *id.* | 19269603 | *id.* | *id.* | *id.* | par 9 | *id.* |

*D.* Maintenant dites-nous comment nous trouverons avec le régulateur ce que 327 livres de Leipsick font de kilogrammes?

*R.* Pour le savoir, il faut appliquer l'instrument sur la table comparative, autant de fois qu'il y a de chiffres au nombre qu'on veut convertir, et les écrire chaque fois; ainsi il faut donc, d'après la méthode de l'auteur, poser :

| | | | | | |
|---|---|---|---|---|---|
| 1°. Le régulat. | | sur la 3e. colonne de la table comparat., et prendre pour | 300 liv. de Leipsick, ce qui donne | 140 kil. | 1171 |
| 2°. | *id.* | sur la 2e. colonne de la table comparat., et prendre pour | 20 liv. de Leipsick, ce qui donne | 9 | 34114 |
| Et 3°. | *id.* | sur la 7e. colonne de la table comparat., et prendre pour | 7 liv. de Leipsick, ce qui donne | 3 | 269399 |
| | | Nombre de livres de Leipsick à convertir. . . . | 327 Total en kilogramm. | 152 kil. | 727639 |

*D.* Maintenant, voyons si les 152 kilogr., 7 hect., 2 décagr., 7 grammes, 6 décig., 3 centig. et 9 millig., nous donneront les 327 livres de Leipsick, en nous servant du régulateur.

| | | | | | | | |
|---|---|---|---|---|---|---|---|
| *R.* 1°. Pour | 100 | kilogr., | 214 | liv. de Leipsick, plus | 1067 | dix millièmes de livres de Leipsick. | |
| 2°. Pour | 50 | *id.* | 107 | *id.* | 05335 | cent millièmes | *id.* |
| 3°. Pour | 2 | *id.* | 4 | *id.* | 282134 | millionièmes | *id.* |
| 4°. Pour | 0,7 | de kilogr., | 1 | *id.* | 4987469 | dix millionièmes | *id.* |
| 5°. Pour | 0,02 | *id.* | 0 | *id.* | 04282134 | cent millionièmes | *id.* |
| 6°. Pour | 0,007 | *id.* | 0 | *id.* | 014987469 | billionièmes | *id.* |
| 7°. Pour | 0,0006 | *id.* | 0 | *id.* | 0012846402 | dix billionièmes | *id.* |
| 8°. Pour | 0,00003 | *id.* | 0 | *id.* | 00006423201 | cent billionièmes | *id.* |
| 9°. Pour | 0,000009 | *id.* | 0 | *id.* | 000019269603 | mille billionièmes | *id.* |
| Kilog. à convertir | 152,727639. | Preuve | 327 | liv. de Leipsick, plus | 000107850813 | mille billionièmes | *id.* |

*D.* Comment sont composés les tableaux comparatifs des poids, mesures, etc., de la *Métrologie universelle* de Palaiseau ?

*R.* Ils sont composés d'après les deux rapports, c'est-à-dire que l'auteur présente dans le tableau la valeur de la livre étrangère en grains de France et fraction de grains, ou livres poids de marc et fraction de livre poids de marc en kilogrammes, hectogrammes, décagrammes, grammes et fraction de grammes, et au-dessous de chaque tableau sont les nombres fixes, pour convertir les livres étrangères en livres poids de marc; les livres poids de marc en livres étrangères; les livres étrangères en kilogrammes, et les kilogrammes en livres étrangères, le tout par une seule multiplication, la division se trouvant faite en retranchant après l'addition autant de chiffres qu'il est indiqué. Voici le tableau figuré.

## LEIPSICK ( Royaume de Saxe ).

| NOM DE LA MESURE ÉTRANGÈRE. | VALEUR EN | | | | | | | | |
|---|---|---|---|---|---|---|---|---|---|
| | Grains de France. | | Livres poids de marc de 9216 grains de France | | Kilogr. de 18827 grains, 15 cent. | Hectogr. de 1882 grains, 715 milliè. | Décagr. de 188 gr. 2715 dix milliè. | Grammes de 18 gr., 82715 cent mill. | Fractions de grammes. |
| | Grains de France. | Fraction de grains. | Livres poids de marc. | Fraction de livres poids de marc. | | | | | |
| La livre de Leipsick vaut | 8793 | 35 cent. | » | 954139 | » | 4 | 6 | 7 | 057 |

N°. 1. Pour convertir les livres de Leipsick en livres poids de marc, il faut multiplier le nombre fixe 0,954139 par la quantité de livres de Leipsick à convertir en livres poids de marc. Le produit de l'addition sera des livres poids de marc, après avoir retranché 6 chiffres sur la droite.

N°. 2. Pour convertir les livres poids de marc en livres de Leipsick, il faut multiplier le nombre fixe 1,048065 par la quantité de livres poids de marc, à convertir en livres de Leipsick. Le produit de l'addition sera des livres poids de marc, après avoir retranché 6 chiffres sur la droite, plus le nombre de décimales qu'il y aura au nombre à convertir.

N°. 3. Pour convertir les livres de Leipsick en kilogrammes, il faut multiplier le nombre fixe 0,467057 par la quantité de livres de Leipsick à convertir en kilogrammes. Le produit de l'addition sera des kilogrammes, après avoir retranché 6 chiffres sur la droite.

N°. 4. Pour convertir les kilogrammes en livres de Leipsick, il faut multiplier le nombre fixe 2,141067 par la quantité de kilogrammes à convertir en livres de Leipsick. Le produit de l'addition sera des livres de Leipsick, après avoir retranché 6 chiffres sur la droite, plus le nombre de décimales qu'il y aura au nombre à convertir.

*D.* Faites-nous les deux opérations que nous venons de résoudre d'après la méthode de l'auteur du Régulateur universel, par la méthode de l'auteur de la *Métrologie universelle*, afin de voir laquelle des deux opérations est la plus simple et la moins longue.

*R.* D'après la méthode de l'auteur de la *Métrologie universelle*, je multiplierai simplement le nombre fixe 0,467057 par les 327 livres de Leipsick que je veux convertir en kilogrammes et fractions de kilogramme. Le produit de la multiplication et de l'addition sera des kilogrammes, après avoir retranché 6 chiffres sur la droite, ainsi qu'il est prescrit au bas du tableau.

*Première conversion.*

Nombre fixe. . . . . . . . . . . . . . . 0,467057 multiplic^e. invariable pour convertir les liv. de Leipsick en kil.
Nombre de livres de Leipsick à convertir 327

3269399
934114
1401171

Produit des 327 livres de Leipsick. . . . 152,727639 égale 152 kilogr., 7 hectogr., 2 décagr., 7 gramm., 6 décigrammes, 3 centigr. et 9 milligr.

*D.* Faites-nous l'opération inverse, c'est-à-dire, convertissez les 152 kilogr., 7 hectogr., 2 décagr., 7 gramm. 6 décigr., 3 centigr. et 9 milligr. en livres de Leipsick.

*R.* *Deuxième conversion.*

Nombre fixe. . . . . . . . . . 2,141067 multiplicande invariable pour convertir les kilogr. en livres de Leipsick.

Nombre de kilogr. et fract. à convertir en liv. de Leipsick 152,727639 (1)

214,1067
107,0533
4,2821
1,4987
428
149
12

Prod. des 152 kil., et fract. 327,0001 égale 327 liv. de Leipsick.

Même conversion par la multiplication ordinaire.

Nombre fixe. . . . . . . 2,141067
Kilog. et fract. à convertir 152,727639

| | |
|---|---|
| | 19269603 |
| | 6423201 |
| 12 | 846402 |
| 149 | 87469 |
| 428 | 2134 |
| 14987 | 469 |
| 42821 | 34 |
| 1070533 | 5 |
| 2141067 | |
| Même produit. 327,0001 | 0785081 3 égale 327 liv. de Leipsick. |

*D.* Que reste-t-il démontré en opérant avec le régulateur?

*R.* Il reste démontré, 1°. qu'il a fallu faire 38 chiffres pour trouver ce que 327 livres de Leipzick font de kilogrammes; et 2°. 142 chiffres pour trouver ce que les 152 kilogrammes 7 hectogrammes 2 décagrammes 7 grammes 6 décigrammes 3 centigrammes et 9 milligrammes font de livres de Leipzick: ainsi, pour les deux opérations, il a donc fallu faire 180 chiffres, et placer douze fois le régulateur sur les tables comparatives; le temps et l'attention qu'on a mis pour le placer et le déplacer aurait plus que suffi pour faire la multiplication, l'addition, et trouver le produit. Cette méthode n'est pas aussi courte ni aussi simple que l'annonce l'auteur. De plus, si, en plaçant le régulateur, on l'avance ou recule d'un, de deux chiffres vers la droite ou la gauche de ceux que l'on doit voir, il en résulte que le produit est dix fois, cent fois plus petit ou plus grand. Il est donc essentiel de bien faire attention comme on place le régulateur; pour cela, il faut y mettre le temps nécessaire: ce n'est donc pas, encore une fois, une méthode aussi simple et aussi courte (Voyez les deux opérations avec le régulateur, page 17).

*D.* Que reste-t-il démontré en opérant par la multiplication, ainsi qu'il est indiqué par l'auteur de la *Métrologie universelle?*

---

(1) *V.* page 10, la marche à suivre pour multiplier de cette manière.

*R.* Il reste démontré, 1°. qu'il a fallu faire 39 chiffres pour trouver ce que les 327 livres de Leipzick font de kilog. et de fractions de kilog.; et 2°. 99 chiffres par la multiplication ordinaire, connue de tout le monde, pour trouver ce que les 152 kilog. 7 hect. 2 décag. 7 grammes 6 décig. 3 centig. 9 millig, font de livres de Leipzick; ce qui donne en tout, pour les deux conversions, 138 chiffres au lieu de 180. Différence en plus, en opérant avec le régulateur, de 42 chiffres. (Voyez les deux opérations par la multiplication ordinaire et par la multiplication plus abrégée, page 10.)

*D.* Que manque-t-il aux tables du Régulateur?

*R.* De ne pas donner, 1°. la valeur des poids et mesures en grains de France; 2°. la valeur des mesures linéaires étrangères en lignes de France; 3°. la valeur des mesures de capacité étrangères, tant pour les liquides que pour les grains, en pouces cubes de France, etc. etc. Ces comparaisons sont essentielles pour vérifier le premier nombre de chaque table, dont les autres ne sont que le produit du premier nombre multiplié par 2, 3, 4, 5, 6, 7, 8 et 9. Au lieu qu'en jetant les yeux sur les tableaux (supposons), celui des mesures linéaires, art. Hambourg, page 93 de la *Métrologie universelle* de Palaiseau, on voit, 1°. en tête dudit tableau, que le pied de Paris est de 144 lignes; au-dessus, on voit que le pied de Hambourg est de 139 lignes et 13 centièmes de ligne. Il est donc facile de voir, sans faire de calcul, que le pied de Paris est de 4 lignes 87 centièmes de ligne plus grand que celui de Hambourg, et par conséquent le pied de Hambourg est plus court que celui de Paris de 4 lignes 87 centièmes de ligne. Si l'on veut vérifier le nombre fixe qui sert à convertir les pieds de Hambourg en pieds de Paris, on divisera 139,13 par 14400; et si l'on veut vérifier le nombre fixe qui sert à convertir les pieds de Paris aux pieds de Hambourg, on divisera 14400 par 139,13, et l'on pourra s'assurer si les deux nombres sont exacts. 2°. En tête du même tableau, on voit également que le mètre est de 443 lignes 296 millièmes de ligne; on peut donc trouver facilement ce que le pied de Hambourg est plus court de lignes que le mètre: on voit que le pied de Hambourg est plus court que le mètre de 304 lignes 166 millièmes de ligne, et par conséquent le mètre est plus long que le pied de Hambourg de 304 lignes 166 millièmes de ligne. Si l'on veut vérifier le nombre fixe qui sert à convertir les pieds de Hambourg en mètres, on divisera 139,130 par 443,296; et si l'on veut vérifier le nombre fixe qui sert à convertir les mètres en pieds de Hambourg, on divisera 443,296 par 139,130, et l'on pourra s'assurer si les deux nombres sont exacts. Voilà, je crois, des tableaux comparatifs qui ne laissent rien à désirer, tous les rapports y étant représentés.

*D.* N'y a-t-il pas un inconvénient en se servant des tables dont les multiplications sont toutes faites, comme celles du Régulateur?

*R.* Oui, et un très-grand, en ce qu'il peut faire commettre des erreurs très-graves. Je suppose le premier nombre exact 0,467057 de la table comparative des livres de Leipzick en kilog. (page 17), multiplié par 7, ce qui doit produire 3,269399; mais si, après le vu bon à tirer de l'auteur, il arrivait qu'un chiffre fût transposé de cette manière 2,369399, la personne qui voudrait convertir, supposons, 700 livres de Leipzick en kilogrammes, appliquerait le Régulateur sur la septième colonne, et trouverait pour produit 236 kilog. 9399, au lieu de 326 kilog. 9399 qu'elle devrait trouver; ce qui donnerait 90 kilog. de moins pour 700 livres de Leipzick, etc. etc.

*D.* Mais ne peut-on pas s'assurer par soi-même si les multiplications sont exactes, en multipliant le premier nombre par 2, 3, 4, 5, 6, 7, 8 et 9?

*R.* Oui; mais s'il faut que je m'assure de l'exactitude de toutes les multiplications, l'auteur n'avait pas besoin de les faire, et de plus, si le premier nombre n'était pas exact, comment pourrais-je le vérifier, puisque l'auteur ne me fait pas connaître de combien est composée de grains la livre étrangère, et de combien aussi est composé de grains le kilogramme? Au lieu que si l'auteur disait: la livre de Leipzick (comme toute autre livre) est de 8793 grains 35 centièmes de France, et le kilogramme de 18827 grains quinze centièmes, je dirais alors: je vais vérifier le premier nombre; pour cela, je multiplierai ce premier nombre 0,467057 par la valeur du kilogramme; le produit me donnera le nombre de grains dont est composée la livre de Leipzick.

*D.* Vérifiez si le premier nombre est exact.

*R.* Voici l'opération. Premier nombre trouvé ou nombre fixe 0,467057
A multiplier par la valeur du kilogramme. . . . . . . 18827,15 grains de France.

4670,57
3736,45
373,65
9,34
3,26
4
2

Prod. 8793 grains 35 cent. de France, valeur de la liv. de Leipsick 8793,35 donc le premier nombre est exact; c'est tout ce qu'on a besoin de savoir, puisque ce nombre est le multiplicande invariable pour convertir n'importe quelle quantité de livres de Leipsick en kilogrammes. Il s'en suit donc que si l'auteur du Régulateur s'était contenté de faire multiplier le nombre fixe par les quantités à convertir, il n'aurait pas eu la peine de faire 8 multiplications par table, et environ 100 chiffres aussi par table; en supposant qu'il se trouve 1500 tables dans son livre, il a donc fait cent cinquante mille chiffres inutilement.

## HUITIÈME LEÇON.

### *Des fractions en général.*

*D.* Que sont les fractions ordinaires proprement dites?

*R.* Ce sont des parties de l'unité que produit sa division.

*D.* Citez-nous un exemple?

*R.* Le voici. Je suppose 1 pied $\frac{3}{4}$, on voit que les $\frac{3}{4}$ sont des parties de l'unité pied.

*D.* Qu'est-ce qui compose la fraction?

*R.* C'est le *numérateur* et le *dénominateur*.

*D.* Qu'est-ce qui dénomme l'espèce des parties exprimées par la fraction?

*R.* C'est le dénominateur.

*D.* Qu'est-ce qui compte le nombre des parties exprimées par la fraction?

*R.* C'est le numérateur.

*D.* Où se placent le numérateur et le dénominateur?

*R.* Le numérateur se place au-dessus du trait, et le dénominateur au-dessous, de cette manière $\frac{3}{4}$.

*D.* Que voit-on par la fraction $\frac{3}{4}$?

*R.* Que le dénominateur 4 indique en combien de parties égales l'unité est partagée, et que le numérateur 3 indique combien il y a de ces parties.

*D.* Comment appelez-vous le numérateur et le dénominateur d'une fraction?

*R.* Les deux *termes* de la fraction.

*D.* Comment considérez-vous les fractions $\frac{1}{2}$, $\frac{1}{3}$, $\frac{1}{4}$, $\frac{1}{5}$, $\frac{1}{6}$, $\frac{1}{7}$, $\frac{1}{8}$, $\frac{1}{9}$, $\frac{1}{10}$, $\frac{1}{11}$, $\frac{1}{12}$, $\frac{1}{100}$, $\frac{1}{1000}$, etc.?

*R.* Elles peuvent être considérées comme la base de toutes les autres fractions, parce qu'elles ont l'unité pour numérateur.

*D.* Ces fractions vont-elles en augmentant ou en diminuant de valeur?

*R.* Elles vont toutes en diminuant de valeur, par la raison que plus on divise un entier, plus chacune de ses parties devient petite.

*D.* Quelle est la fraction qui approche plus de l'entier $\frac{3}{4}$ ou $\frac{1}{4}$?

*R.* C'est la fraction $\frac{3}{4}$, parce que les $\frac{3}{4}$ d'une chose sont plus fortes que le quart, comme par exemple les $\frac{3}{4}$ de 12 sont 9, et que le quart de 12 n'est que 3.

*D.* Comment appelez-vous les fractions dont le numérateur et le dénominateur sont pareils, ou dont le numérateur est plus fort que le dénominateur?

*R.* Ce sont des fractions improprement dites, dont le numérateur est le dividende, et le dénominateur le diviseur.

*D.* Citez-nous des exemples?

*R.* Une fraction est égale à l'unité, quand le numérateur et le dénominateur sont égaux ou pareils, comme par exemple, $\frac{4}{4}$, $\frac{6}{6}$, $\frac{7}{7}$; et elles sont plus grandes, quand le numérateur est plus grand que le dénominateur. Exemple : $\frac{6}{4}$, $\frac{8}{6}$, $\frac{10}{8}$.

*D.* Que valent ces fractions improprement dites?

*R.* Celles égales à l'unité valent chacune un entier, comme on peut s'en convaincre en divisant le numérateur par le dénominateur; et celles plus grandes que l'unité valent, savoir : les $\frac{6}{4}$, un entier $\frac{1}{2}$; les $\frac{8}{6}$, un entier $\frac{1}{3}$; et les $\frac{10}{8}$, un entier $\frac{1}{4}$, comme on peut également le voir en divisant le numérateur de chacune d'elles par le dénominateur.

*D.* Si on multiplie ou divise le numérateur et le dénominateur d'une fraction par une même quantité, la fraction change-t-elle de valeur?

*R.* Non, par la raison qu'une fraction croît comme croît le numérateur, ou comme décroît le dénominateur; et par conséquent elle décroît comme décroît le numérateur, ou comme croît le dénominateur. Comme par exemple, $\frac{1}{4}$, en multipliant son numérateur par 4, on quadruple la fraction qui devient $\frac{4}{4}$ : si on quadruple ensuite le dénominateur de la fraction $\frac{4}{4}$, la fraction sera $\frac{4}{16}$; alors on la déquadruple, parce qu'elle retourne à sa première valeur $\frac{1}{4}$. En effet, $\frac{4}{16}$ égalent $\frac{1}{4}$, en divisant le numérateur par le dénominateur 16.

*D.* Si on multiplie seulement le numérateur d'une fraction, devient-elle plus grande?

*R.* Oui; elle approche plus de l'entier, ayant double valeur. Exemple : $\frac{1}{3}$, en multipliant seulement le numérateur 1, on aura $\frac{2}{3}$, qui sont doubles de $\frac{1}{3}$.

*D.* Et si on multiplie seulement le dénominateur de la fraction, devient-elle plus grande ou plus petite?

*R.* Elle devient plus petite, ayant la moitié moins de valeur qu'avant. Exemple : $\frac{1}{3}$, en multipliant seulement le dénominateur, on aura la fraction $\frac{1}{6}$, qui est plus petite de moitié que $\frac{1}{3}$, comme $\frac{2}{3}$ est double de $\frac{1}{3}$.

*D.* Les entiers peuvent-ils être désignés sous la forme fractionnaire?

*R.* Oui, en les considérant comme numérateur, et en leur donnant l'unité pour dénominateur. Exemple : l'entier 6 (ou tout autre nombre) sera $\frac{6}{1}$.

*D.* On peut donc représenter tous les nombres entiers sous la forme fractionnaire?

*R.* Oui. Exemple : $\frac{6}{1}$, $\frac{12}{2}$, $\frac{18}{3}$, $\frac{24}{4}$, $\frac{30}{5}$, $\frac{36}{6}$, etc., etc., ainsi qu'une infinité d'autres; ces fractions improprement dites valent toutes six entiers, comme on peut le voir en divisant le numérateur par le dénominateur.

*D.* Les fractions sont-elles susceptibles d'une infinité d'expressions différentes?

Oui; les fractions, considérées comme des rapports, sont susceptibles d'une infinité d'expressions différentes, quoique toutes équivalentes. Par exemple, les fractions proprement dites $\frac{1}{2}$, $\frac{3}{6}$, $\frac{4}{8}$, $\frac{5}{10}$, $\frac{6}{12}$, $\frac{7}{14}$, $\frac{8}{16}$, etc., sont différentes en expressions, mais toutes de la même valeur, le rapport du numérateur au dénominateur étant le même, c'est-à-dire de 1 à 2, et par conséquent valent toutes $\frac{1}{2}$, en prenant le $\frac{1}{3}$, le $\frac{1}{4}$, le $\frac{1}{5}$, le $\frac{1}{6}$, le $\frac{1}{7}$ et le $\frac{1}{8}$ du numérateur de la 2<sup>e</sup>., 3<sup>e</sup>., 4<sup>e</sup>., 5<sup>e</sup>., 6<sup>e</sup>. et de la 7<sup>e</sup>. fraction, représentant toutes la 1<sup>re</sup>. fraction $\frac{1}{2}$. Les fractions $\frac{1}{3}$, $\frac{2}{6}$, $\frac{3}{9}$, $\frac{4}{12}$, $\frac{5}{15}$, $\frac{6}{18}$, $\frac{7}{21}$, $\frac{8}{24}$, $\frac{9}{27}$, etc. sont toutes également de la même valeur, c'est-à-dire de 1 à 3, et par conséquent valent toutes $\frac{1}{3}$, comme on peut s'en convaincre en prenant la $\frac{1}{2}$, le $\frac{1}{3}$, le $\frac{1}{4}$, le $\frac{1}{5}$, le $\frac{1}{6}$, le $\frac{1}{7}$, le $\frac{1}{8}$ et le $\frac{1}{9}$, etc. du numérateur et du dénominateur de chacune d'elles, pour trouver la valeur de la première de toutes ces fractions, $\frac{1}{3}$.

*D.* Comment appelle-t-on l'opération que nous venons de faire?

*R.* L'opération de réduire une fraction à sa *plus simple expression.*

*D.* Toutes les fractions sont-elles susceptibles d'être réduites à une plus simple expression?

*R.* Non; toutes les fois que le numérateur et le dénominateur ne sont pas divisibles par un même nombre, la fraction est *irréductible.* Exemple : $\frac{7}{8}$, $\frac{5}{7}$, $\frac{3}{4}$, etc. Ainsi ces fractions conservent l'expression de sept huit, cinq sept, trois quarts, etc.

## NEUVIÈME LEÇON.

### *Réduire plusieurs fractions au même dénominateur.*

*D.* Comment réduit-on les fractions proprement dites au même dénominateur, supposons les fractions $\frac{1}{2}$, $\frac{2}{3}$, $\frac{3}{4}$, $\frac{4}{5}$ et $\frac{5}{6}$?

*R.* Je réduirai les fractions proposées au même dénominateur, en multipliant les deux termes de chacune d'elles, c'est-à-dire numérateurs et dénominateurs, par les dénominateurs aussi de chacune d'elles.

*D.* Détaillez-nous cette opération?

*R.* La voici : 1°. je multiplie le numérateur et le dénominateur de la fraction $\frac{1}{2}$ par le dénominateur 3 de la fraction $\frac{2}{3}$; la fraction $\frac{1}{2}$ devient $\frac{3}{6}$. Je multiplie les $\frac{3}{6}$ par 4, dénominateur de la fraction $\frac{3}{4}$; la fraction $\frac{3}{6}$ devient $\frac{12}{24}$. Je multiplie les $\frac{12}{24}$ par 5 dénominateur de la fraction $\frac{4}{5}$; la fraction $\frac{12}{24}$ devient $\frac{60}{120}$. Et je multiplie enfin les $\frac{60}{120}$ par 6, dénominateur de la fraction $\frac{5}{6}$, et la fraction $\frac{1}{2}$, réduite au dénominateur commun cherché, est $\frac{360}{720}$.

2°. Je multiplie la fraction $\frac{2}{3}$ par 2, dénominateur de la fraction $\frac{1}{2}$; la fraction $\frac{2}{3}$ devient $\frac{4}{6}$. Je multiplie les $\frac{4}{6}$ par le dénominateur 4 de la fraction $\frac{3}{4}$; la fraction $\frac{4}{6}$ devient $\frac{16}{24}$. Je multiplie les $\frac{16}{24}$ par le dénominateur 5 de la fraction $\frac{4}{5}$; la fraction $\frac{16}{24}$ devient $\frac{80}{120}$. Et je multiplie enfin $\frac{80}{120}$ par le dénominateur 6 de la fraction $\frac{5}{6}$, et la fraction $\frac{2}{3}$, réduite au dénominateur commun cherché, est $\frac{480}{720}$.

3°. Je multiplie la fraction $\frac{3}{4}$ par 5, dénominateur de la fraction $\frac{4}{5}$; la fraction $\frac{3}{4}$ devient $\frac{15}{20}$. Je multiplie les $\frac{15}{20}$ par le dénominateur 6 de la fraction $\frac{5}{6}$; la fraction $\frac{15}{20}$ devient $\frac{90}{120}$. Je multiplie les $\frac{90}{120}$ par le dénominateur 2 de la fraction $\frac{1}{2}$; la fraction $\frac{90}{120}$ devient $\frac{180}{240}$. Et je multiplie les $\frac{180}{240}$ par le dénominateur 3 de la fraction $\frac{2}{3}$, et la fraction $\frac{3}{4}$, réduite au dénominateur commun cherché, est $\frac{540}{720}$.

4°. Je multiplie la fraction $\frac{4}{5}$ par le dénominateur 6 de la fraction $\frac{5}{6}$, la fraction $\frac{4}{5}$ devient $\frac{24}{30}$; je multiplie les $\frac{24}{30}$ par le dénominateur 2 de la fraction $\frac{1}{2}$, la fraction $\frac{24}{30}$ devient $\frac{48}{60}$; je multiplie les $\frac{48}{60}$ par le dénominateur 3 de la fraction $\frac{2}{3}$, la fraction $\frac{48}{60}$ devient $\frac{144}{180}$; je multiplie les $\frac{144}{180}$ par le dénominateur 4 de la fraction $\frac{3}{4}$, et la fraction, $\frac{4}{5}$ réduite au dénominateur commun cherché, est $\frac{576}{720}$.

5°. Je multiplie la fraction $\frac{5}{6}$ par le dénominateur 2 de la fraction $\frac{1}{2}$, la fraction $\frac{5}{6}$ devient $\frac{10}{12}$; je multiplie les $\frac{10}{12}$ par le dénominateur 3 de la fraction $\frac{2}{3}$, la fraction $\frac{10}{12}$ devient $\frac{30}{36}$; je multiplie les $\frac{30}{36}$ par 4 dénominateur de la fraction $\frac{3}{4}$, la fraction $\frac{30}{36}$ devient $\frac{120}{144}$; je multiplie $\frac{120}{144}$ par le dénominateur 5 de la fraction $\frac{4}{5}$, et la fraction $\frac{5}{6}$, réduite au dénominateur commun cherché, est $\frac{600}{720}$.

*D.* Figurez-nous l'opération que vous venez de détailler?

*R.* La voici.

*Première fraction.*

$\frac{1}{2}$
3 multiplicateur.

$\frac{3}{6}$ premier produit par 3.
4 multiplicateur.

$\frac{12}{24}$ deuxième produit par 4.
5 multiplicateur.

$\frac{60}{120}$ troisième produit par 5.
6 multiplicateur.

Résultat. . . . . $\frac{360}{720}$ quatrième produit par 6.

*Deuxième fraction.*

$\frac{2}{3}$
2 multiplicateur.

$\frac{4}{6}$ premier produit par 2.
4 multiplicateur.

$\frac{16}{24}$ deuxième produit par 4.
5 multiplicateur.

$\frac{80}{120}$ troisième produit par 5.
6 multiplicateur.

Résultat. . . . . $\frac{480}{720}$ quatrième produit par 6.

*Troisième fraction.*

$\frac{3}{4}$
5 multiplicateur.

$\frac{15}{20}$ premier produit par 5.
6 multiplicateur.

$\frac{90}{120}$ deuxième produit par 6.
2 multiplicateur.

$\frac{180}{240}$ troisième produit par 2.
3 multiplicateur.

Résultat. . . $\frac{540}{720}$ quatrième produit par 6.

*Quatrième fraction.*

$\frac{4}{5}$
6 multiplicateur.

$\frac{24}{30}$ premier produit par 6.
2 multiplicateur.

$\frac{48}{60}$ deuxième produit par 2.
3 multiplicateur.

$\frac{144}{180}$ troisième produit par 3.
4 multiplicateur.

Résultat. . . . . . $\frac{576}{720}$ quatrième produit par 4.

*Cinquième fraction.*

$\frac{5}{6}$
2 multiplicateur.

$\frac{10}{12}$ premier produit par 2.
3 multiplicateur.

$\frac{30}{36}$ deuxième produit par 3.
4 multiplicateur.

$\frac{120}{144}$ troisième produit par 4.
5 multiplicateur.

Résultat. . . . . . $\frac{600}{720}$ quatrième produit par 5.

*D.* Que résulte-t-il des opérations que vous venez de faire?

*R.* Il résulte que les fractions $\frac{1}{2}$, $\frac{2}{3}$, $\frac{3}{4}$, $\frac{4}{5}$ et $\frac{5}{6}$ réduites au même dénominateur, sont :

1°. La $\frac{1}{2}$. . . . . . . . . . . . $\frac{360}{720}$
2°. Les $\frac{2}{3}$. . . . . . . . . . . . $\frac{480}{720}$
3°. Les $\frac{3}{4}$. . . . . . . . . . . . $\frac{540}{720}$
4°. Les $\frac{4}{5}$. . . . . . . . . . . . $\frac{576}{720}$
5°. Les $\frac{5}{6}$. . . . . . . . . . . . $\frac{600}{720}$

} $\frac{2556}{720}$ 2556 numérateur et somme de tous les numérateurs additionnés, *dividende.* 720 dénominateur commun, *diviseur.*

*D.* Maintenant pour trouver les entiers qui sont contenus dans les 5 fractions réduites à une seule, que faut-il faire?

*R.* Il faut diviser le numérateur 2556 par le dénominateur 720, le produit de la division sera la réponse.

*Opération.*

| | Diviseur. | | Dividende, |
|---|---|---|---|
| | 720 | | 2556 |
| Quotient. . . . . . . | 3 entiers. | Plus. . . . | $\frac{396}{720}$ |

*D.* Pour réduire la fraction $\frac{386}{724}$ à sa plus simple expression, que faut-il faire?

*R.* Il faut chercher le plus grand commun diviseur.

*D.* Quelle opération faut-il faire pour trouver le plus grand commun diviseur?

*R.* Il faut 1°. diviser le plus grand nombre de la fraction par le plus petit; 2°. on divise ensuite le plus petit nombre de la fraction par le résidu ou *reste* de la première division; 3°. on divise le reste par le reste de la deuxième division; 4°. on divise le second reste par le troisième reste de la troisième division, et ainsi de suite jusqu'à ce qu'on arrive à une division sans reste, alors le dernier diviseur sera le plus grand commun diviseur.

*D.* Figurez-nous l'opération pour réduire la fraction $\frac{396}{720}$ à sa plus simple expression?

*R.* Je vais d'abord renverser la fraction $\frac{396}{720}$, j'aurai donc $\frac{720}{396}$.

*Opération.*

| | Diviseur. | Dividende. |
|---|---|---|
| Premier diviseur. . . . . . . . . . . . . . . . . . . . . | 396 | 720 premier dividende. |
| Quotient de la 1re. division. . . . . . . . . . . . . | 1 | 324 reste de la 1re. division, qui devient 2e. diviseur. |
| Reste de la 1re. division, 2e. diviseur. . . . . . . . | 324 | 396 devenu 2e. divid., avant 1er. diviseur. |
| Quotient de la 2e. division. . . . . . . . . . . . . | 1 | 72 reste de la 2e. division, qui devient 3e. diviseur. |
| Reste de la 2e. division, 3e. diviseur. . . . . . . | 72 | 324 devenu 3e. dividende, avant 2e. diviseur. |
| Quotient de la 3e. division. . . . . . . . . . . . . | 4 | 36 reste de la 3e. division, qui devient 4e. diviseur. |
| Reste de la 3e. divis., 4e. diviseur, grand commun divr. | 36 | 72 devenu 4e. dividende, avant 3e. diviseur. |
| Quotient exact de la 4e. division. . . . . . . . . . | 2 | 00 reste de la 4e. division. Néant. |

Voici comment on dispose les nombres.

| | | | | |
|---|---|---|---|---|
| 720 | 396 | 324 | 72 | 36 |
| | 1 | 1 | 4 | 2 |
| 324 | 72 | 36 | 00 | |

*D.* Que résulte-t-il de l'opération que vous venez de faire?

*R.* Il résulte que le grand commun diviseur est le quatrième et dernier diviseur, qui est 36; ainsi, en divisant les deux termes de la fraction $\frac{396}{720}$ par 36, j'aurai la fraction réduite à sa plus simple expression.

*Première opération.*

| | Diviseur. | Dividende. |
|---|---|---|
| Grand commun diviseur. . . . . . . . | 36 | 396 numérateur de la fraction. |
| Quotient numérateur de la fraction. . . | 11 | 36 |
| | | 00 résidu, néant. |

*Deuxième opération.*

| | Diviseur. | Dividende. |
|---|---|---|
| Grand commun diviseur. . . . . . . . | 36 | 720 dénominateur de la fraction. |
| Quotient dénominateur de la fraction. . | 20 | 000 résidu, néant. |

Ainsi les fractions $\frac{1}{2}$, $\frac{2}{3}$, $\frac{3}{4}$, $\frac{4}{5}$ et $\frac{5}{6}$, réduites au même dénominateur, valent $\frac{2556}{720}$, en divisant le numérateur par le dénominateur, on a pour quotient 3 entiers, plus $\frac{396}{720}$; cette dernière fraction, réduite comme ci-dessus à sa plus simple expression, vaut $\frac{11}{20}$, donc que la valeur des 5 fractions proposées vaut 3 entiers $\frac{11}{20}$.

## *Réduire les fractions ordinaires en fractions décimales.*

*D.* L'opération pour convertir les fractions ordinaires, proprement dites, en fractions décimales, pour ensuite en connaître la somme et en extraire les entiers qui y sont contenus, est-elle préférable à l'opération que vous venez de faire?

*R.* Oui, bien préférable, 1°. elle est bien moins longue; et 2°. elle ne donne point de contention d'esprit.

*D.* Comment réduit-on les fractions ordinaires en fractions décimales?

*R.* En divisant le numérateur de la fraction ordinaire par le dénominateur, en ajoutant au numérateur autant de zéro qu'on veut avoir de décimales.

*D.* Convertissez-nous les fractions ordinaires $\frac{1}{2}$, $\frac{2}{3}$, $\frac{3}{4}$, $\frac{4}{5}$ et $\frac{5}{6}$ en fractions décimales, pour trouver la somme et en extraire les entiers qui y sont contenus.

*R.* Je fais du numérateur de chaque fraction le dividende, et du numérateur le diviseur. Exemple :

*Première fraction.*

$\frac{1}{2}$ Dividende. Diviseur.

| Dividende. | Diviseur. |
|---|---|
| 10 | 2 |
| 0 | |
| 0 | 0,500, quotient cinq cent millièmes, produit de la fraction $\frac{1}{2}$ en décimales. |

*Deuxième fraction.*

$\frac{2}{3}$ Dividende. Diviseur.

| Dividende. | Diviseur. |
|---|---|
| 20 | 3 |
| 20 | 0,666 $\frac{2}{3}$, quotient six cent soixante six millièmes $\frac{2}{3}$, produit de la fraction $\frac{2}{3}$ en décimales. |
| 20 | |

*Troisième fraction.*

$\frac{3}{4}$ Dividende. Diviseur.

| Dividende. | Diviseur. |
|---|---|
| 30 | 4 |
| 20 | 0,750, quotient sept cent cinquante millièmes, produit de la fraction $\frac{3}{4}$ en décimales. |
| 0 | |

*Quatrième fraction.*

$\frac{4}{5}$ Dividende. Diviseur.

| Dividende. | Diviseur. |
|---|---|
| 40 | 5 |
| 0 | 0,800, quotient huit cent millièmes, produit de la fraction $\frac{4}{5}$ en décimales. |
| 0 | |
| 0 | |

*Cinquième fraction.*

$\frac{5}{6}$ Dividende. Diviseur.

| Dividende. | Diviseur. |
|---|---|
| 50 | 6 |
| 20 | 0,833 $\frac{1}{3}$, quotient huit cent trente-trois millièmes $\frac{1}{3}$, produit de la fraction $\frac{5}{6}$ en décimales. |
| 20 | |

Ainsi les fractions ordinaires, proprement dites, valent en fractions décimales ; savoir :

| | | | |
|---|---|---|---|
| La $\frac{1}{2}$ | vaut | 500 | ou cinq cent millièmes. |
| Les $\frac{2}{3}$ | valent | 666 $\frac{2}{3}$ | ou six cent soixante-six millièmes $\frac{2}{3}$. |
| Les $\frac{3}{4}$ | *id.* | 750 | ou sept cent cinquante millièmes. |
| Les $\frac{4}{5}$ | *id.* | 800 | ou huit cent millièmes. |
| Et les $\frac{5}{6}$ | *id.* | 833 $\frac{1}{3}$ | ou huit cent trente-trois millièmes $\frac{1}{3}$. |
| Somme de toutes les fract. | | 3550 | ou trois mille cinq cent cinquante millièmes. |

Ce qui donne, en les divisant par 1000, 3 entiers 55 centièmes; il suffit de retrancher 3 chiffres sur la droite pour avoir la réponse. Le produit est le même que par la précédente opération, les $\frac{11}{20}$ donnant en fraction décimale 55 centièmes, comme on peut s'en convaincre en divisant 11 par 20.

*Opération.*

| Dividende. | Diviseur. |
|---|---|
| 110 | 20 |
| 100 | 0,55, quotient cinquante-cinq centièmes. |
| 00 | |

*D.* En comparant les deux opérations, pour réduire les fractions ordinaires proprement dites, au même dénominateur, par le calcul ordinaire et par le calcul décimal, que reste-t-il démontré?

*R.* Que l'opération par le calcul décimal abrège considérablement le calcul, en rendant l'opération plus facile. Il n'a fallu faire que 5 divisions très-courtes, une seule addition et un tiers moins de chiffres, et par conséquent beaucoup moins de temps pour avoir le même résultat. On doit donc sentir tout l'avantage du calcul décimal si beau et si simple.

## DIXIÈME LEÇON.

### *Des Rapports.*

*D.* A quoi les connaissances de l'homme sont-elles bornées?

*R.* A celle des rapports.

*D.* Qu'est-ce qui est inaccessible aux facultés de l'homme?

*R.* L'absolu.

*D.* Quels sont les rapports les plus faciles à saisir?

*R.* Ce sont ceux de la quantité, objet spécial des mathématiques.

*D.* Ne serait-il pas à souhaiter qu'on en rendit l'étude familière?

*R.* Oui.

*D.* Pourquoi?

*R.* Pour passer avec plus d'avantage à la connaissance des rapports civils et moraux relatifs au bien général de la société.

*D.* Qu'entendez-vous par rapport?

*R.* La comparaison de deux termes qui doivent être homogènes, c'est-à-dire, de même nature.

*D.* Donnez-nous en une idée?

*R.* On ne compare pas les hommes avec des liqueurs, parce qu'ils n'ont aucune mesure commune; mais on compare les hommes avec les hommes, les liqueurs avec les liqueurs, etc., afin d'en extraire des rapports, ou *arithmétiques*, ou *géométriques*.

*D.* Qu'entendez-vous par le rapport *arithmétique?*

*R.* Par le rapport arithmétique, on examine de combien une quantité surpasse l'autre.

*D.* Qu'entendez-vous par le rapport *géométrique?*

*R.* Par le rapport géométrique, on considère combien une quantité est contenue dans l'autre.

*D.* Comment appelez-vous le résultat du rapport arithmétique?

*R.* *Différence.*

*D.* Comment appelez-vous le résultat du rapport géométrique?

*R.* *Quotient.*

*D.* Comment appelez-vous les deux quantités du rapport géométrique?

*R.* Le premier s'appelle *antécédent*, et le second *conséquent.*

*D.* Pourquoi appelez-vous le résultat du rapport géométrique quotient?

*R.* Parce qu'il exprime en tout ou en partie combien le conséquent est contenu dans l'antécédent.

*D.* Donnez-nous un exemple du rapport géométrique?

*R.* Le voici: soit 36 et 12. Si l'on considère 12 comme conséquent, il sera contenu 3 fois dans 36, considéré comme antécédent, puisque 36 divisé par 12 donne 3. Si au contraire on considère 36 comme conséquent, il n'y aura que le $\frac{1}{3}$ de 36 contenu dans 12, considéré comme antécédent, puisque 12 divisé par 36 donne $\frac{1}{3}$.

*D.* Ne peut-on pas indiquer le rapport géoétique sous la forme fractionnaire?

*R.* Oui, en donnant pour le numérateur de la fraction l'antécédent, qui est dividende, et pour dénominateur le conséquent, qui est diviseur; comme par exemple: $\frac{36}{12}$ exprimera le 1er. rapport, dont 36 doit être divisé par

12, et $\frac{12}{36}$ exprimera le 2e. rapport, dont 12 doit être divisé par 36; d'où il suit que le rapport géométrique est une division d'un nombre par un autre, dont le résultat est le quotient.

*D.* Le rapport géométrique change-t-il de valeur lorsqu'on multiplie ou qu'on divise l'un ou l'autre terme par une quantité pareille?

*R.* Non, je vais le prouver. Soit $\frac{36}{12}$, dont le quotient est 3: si je multiplie les deux termes par 4, j'aurai $\frac{144}{48}$, qui donne également 3, puisque 144 divisé par 48 donne 3: et si je divise $\frac{12}{36}$, dont le quotient est $\frac{1}{3}$ par 4, j'aurai $\frac{3}{9}$ qui donnent également un $\frac{1}{3}$, puisque 3 divisé par 9 donne $\frac{1}{3}$. Ainsi de part et d'autre le rapport est toujours le même.

*D.* Comment appelez-vous le rapport géométrique multiplié par un ou plusieurs rapports géométriques, antécédens par antécédens, et conséquens par conséquens?

*R.* Je l'appelle rapport composé.

*D.* Donnez-nous un exemple?

*R.* Le voici. Soit $\frac{12}{6}$ et $\frac{4}{2}$: en multipliant les deux antécédens 12 et 4, on a 48 pour antécédent, et en multipliant 6 et 2, on a 12 pour conséquent. Ainsi le rapport composé sera $\frac{48}{12}$; soit qu'on ajoute $\frac{8}{5}$, on aura $\frac{384}{60}$ pour produit des trois rapports simples, qui ne sont autre chose que des fractions de fractions, multipliées les unes par les autres.

## ONZIÈME LEÇON.

### *De la Proportion.*

*D.* Qu'entendez-vous par proportion?

*R.* J'entends l'égalité de deux rapports.

*D.* Donnez-nous un exemple?

*R.* Le voici. 12 est à 4, comme 6 est à 2, c'est-à-dire, que 12 divisé par 4 est égal à 6 divisé par 2, dont le quotient des deux rapports est 3.

*D.* De combien de termes se compose la proportion?

*R.* De quatre termes; savoir: deux extrêmes, deux moyens, deux antécédens et deux conséquens.

*D.* Quels sont les *antécédens?*

*R.* Le premier et le troisième terme, c'est-à-dire 12 et 6.

*D.* Quels sont les *conséquens?*

*R.* Le deuxième et le quatrième terme, c'est-à-dire, 4 et 2.

*D.* Quels sont les *extrêmes?*

*R.* Le premier et le quatrième terme, c'est-à-dire, 12 et 2.

*D.* Quels sont les *moyens?*

*R.* Le deuxième et troisième terme, c'est-à-dire, 4 et 6.

*D.* Que donne le premier terme divisé par le deuxième, c'est-à-dire, 12 divisé par 4?

*R.* Il donne le même quotient que le troisième terme divisé par le quatrième, c'est-à-dire, 6 divisé par 2. En effet, 12, premier terme, divisé par 4, deuxième terme, donne 3, comme 6, troisième terme, divisé par 2, quatrième terme, donne également 3.

*D.* Quel est le produit du premier terme multiplié par le quatrième, c'est-à-dire, 12 multiplié par 2?

*R.* Il est le même que le produit du deuxième multiplié par le troisième, c'est-à-dire, 4 multiplié par 6. En effet, 12, premier terme, multiplié par 2, quatrième terme, donne 24, comme 4, deuxième terme, multiplié par 6, troisième terme, donne également 24; ce qui prouve que le produit des extrêmes égale le produit des moyens.

*D.* Ne peut-on pas figurer cette proportion sous la forme fractionnaire?

*R.* Oui, en mettant l'antécédent pour numérateur, et le conséquent pour dénominateur; ainsi 12 et 6 antécédens seront numérateurs, et 4 et 2 conséquens seront dénominateurs: donc que la proportion est $\frac{12}{4}$ et $\frac{6}{2}$. On réduit ces deux fractions au même dénominateur, en multipliant 12, premier terme et numérateur de la première faction, par 2, quatrième terme dénominateur de la deuxième fraction ; on aura 24 pour numérateur de la première fraction; maintenant, pour trouver le numérateur de la deuxième fraction dont 6, troisième terme, est numérateur, on multiplie le troisième terme 6 par 4, deuxième terme, dénominateur de la première fraction, l'on a 24 pour numérateur de la deuxième fraction; ensuite, pour trouver le dénominateur commun, on multiplie le deuxième et le quatrième terme 4 et 2 l'un par l'autre, et l'on a pour dénominateur commun des deux fractions 8. Ainsi les deux fractions, réduites au même dénominateur, sont donc $\frac{24}{8}$, en supprimant le dénominateur 8 de chaque fraction, ce qui ne change rien au rapport qui existe entre les nombres de cette équation, où à $24 = 24$, équation qui prouve que le produit des extrêmes est égal à celui des moyens ; c'est-à-dire, que 12, multiplié par 2, est égal à 4 multiplié par 6.

*D.* Que veut dire le mot *équation*?

*R.* Le mot équation est une expression ou formule qui signifie l'égalité de deux quantités qui ne sont pas également connues, pour découvrir la vraie quantité de celle qui était inconnue.

*D.* Qu'est-ce qui constitue toute proportion directe?

*R.* C'est lorsque les deux rapports sont tous deux croissans ou tous deux décroissans, comme par exemple : 1 est à 12, comme 4 est à 48; ou bien 12 est à 1, comme 48 est à 12.

*D.* Qu'est-ce qui constitue toute proportion inverse?

*R.* C'est lorsqu'un des rapports est croissant et l'autre décroissant ; par exemple : 12 est a 1, comme 4 est à 48; ou bien 1 est à 12, comme 48 est à 4. Dans ce dernier cas on renverse l'un des rapports pour rendre la proportion directe.

## DOUZIÈME LEÇON.

### *De la règle de Trois.*

*D.* Qu'est-ce que la règle de trois?

*R.* C'est une opération que l'on fait pour trouver le quatrième terme inconnu représenté par $x$ ; il doit être en proportion avec les autres, c'est-à-dire, que le premier terme doit être au deuxième terme, ce que le troisième terme doit être au quatrième terme inconnu.

*D.* Comment trouve-t-on le quotient de la question, ou l'extrême quatrième terme cherché?

*R.* En divisant par l'extrême connu le premier terme, le produit des deux moyens, deuxième et troisième terme, multipliés l'un par l'autre.

*D.* Comment trouve-t-on le moyen cherché?

*R.* En divisant, par le moyen connu, le produit des deux extrêmes multipliés l'un par l'autre.

#### *Règle de Trois directe.*

*D.* Si 44 hommes ont fait 110 mètres d'ouvrage, combien en feront 130 hommes travaillant autant que les 44?

*R.* Il est clair que les 130 hommes en feront davantage que les 44, ainsi le nombre de mètres doit augmenter dans le même rapport que le nombre d'hommes ; en conséquence, il faut comparer entre eux les termes de même nature, c'est-à-dire, les hommes avec les hommes, et les mètres avec les mètres.

*D.* Que résulte-t-il de cette comparaison?

*R.* La proportion ; 44 est à 130, comme 110 est à $x$ ou bien $44 : 130 :: 110 : x$ ; c'est-à-dire, que 130 doit être multiplié par 110, et le produit divisé par 44.

$$\text{Ainsi } x \text{ jours} = \frac{\text{Numérateurs } 130 \times 110 = 14300 \text{ dividende}}{\text{Dénominateur } \quad 44 = 44 \text{ diviseur.}} = \textit{Rép.} \text{ ou } \textit{quotient } 135 \text{ mètres.}$$

Ainsi les 130 hommes feront dans le même temps que les 44 hommes, 135 mètres.

*D.* Que voit-on par cette opération?

*R.* Que le nombre de mètres faits par le plus petit nombre d'hommes doit être multiplié par le plus grand nombre d'hommes, et par conséquent le produit divisé par le plus petit nombre d'hommes.

*D.* Pourquoi le nombre de mètres fait par les 44 hommes doit-il être multiplié par le plus grand nombre d'hommes, et le produit divisé par le plus petit nombre d'hommes?

*R.* Par la raison que plus le dividende est grand, plus le quotient l'est aussi.

*D.* Quelle est la formule de la règle de trois directe?

*R.* C'est de multiplier toujours les moyens, c'est-à-dire, le deuxième et troisième terme l'un par l'autre, et de diviser le produit par le premier terme ou l'extrême connu; le produit sera l'extrême cherché, ou le quatrième terme.

## TREIZIÈME LEÇON.

### *Règle de Trois inverse.*

*D.* Si 30 hommes ont fait un ouvrage en 36 jours, en combien de jours 80 hommes, travaillant autant que que les 30 hommes, mettront-ils de jours pour faire le même ouvrage?

*R.* Il est évident qu'ils en mettront moins, parce que la durée du travail doit diminuer dans le même rapport qu'augmente le nombre d'hommes, ainsi la proportion est inverse; on la rend directe en disant : 80 est à 30, comme 36 est à l'inconnu $x$ jours, c'est-à-dire, que 30 doit être multiplié par 36, et divisé par 80.

$$\text{Donc : } x \text{ jours.} = \frac{\text{Numérateur} \quad 36 \times 30 = 1080 \text{ dividende.}}{\text{Dénominateur} \quad 80 = 80 \text{ diviseur.}} = \textit{Rép. ou quotient : } 13 \text{ jours } \tfrac{1}{2}; \text{ ou } 13 \text{ jours } 12 \text{ heures.}$$

*D.* Que voit-on par cette opération?

*R.* Que le nombre de jours doit être multiplié par le plus petit nombre d'hommes, et le produit divisé par le plus grand nombre d'hommes.

*D.* Pourquoi le nombre de jours doit-il être multiplié par le plus petit nombre d'hommes?

*R.* Parce que plus le dividende est petit, plus le quotient l'est aussi.

*D.* Quelle est la formule de la règle de trois inverse?

*R.* C'est de multiplier toujours le premier moyen par l'extrême connu, et diviser le produit par le deuxième moyen, c'est-à-dire, qu'il faut multiplier les deux premiers termes l'un par l'autre, et diviser le produit par le troisième terme, pour trouver le quatrième terme inconnu, ou le quotient.

*D.* Dans les données d'un problème, n'y a-t-il pas qu'une seule quantité, et de même espèce que l'inconnu $x$?

*R.* Oui.

*D.* Quelle est la formule à suivre pour les règles de trois simples et composées, de tant de termes qu'on voudra en avoir?

*R.* C'est d'égaliser l'inconnu $x$ avec cette quantité, qui sera toujours le numérateur de la première fraction; mais dans le cas où l'inconnu $x$ doit être plus grand que ladite-quantité, il faut que la plus grande des deux autres quantités, qui sont toujours de même espèce, soit le numérateur de la seconde fraction, et la plus petite le dénominateur, par la raison que plus le numérateur est grand, plus le quotient l'est aussi; et dans le cas contraire, c'est donc la plus petite quantité qui doit être le numérateur, et par conséquent la plus grande le dénominateur, par la raison que plus le numérateur est petit, plus le quotient l'est aussi. Cette observation s'applique pour les règles de trois composées de tant de termes qu'on voudra en avoir, en ayant l'attention de comparer tour à tour, c'est-à-dire, de deux à deux, et de même espèce, toutes les quantités à l'inconnu $x$, et celui de sa nature. En saisissant bien cette marche, on aura moins de difficulté et de contention d'esprit pour connaître si la règle est *directe* ou *inverse*.

## QUATORZIÈME LEÇON.

### *Règle de Trois simple.*

Première question. *D.* Si 65 hommes ont porté 4250 kilogr. de marchandises, combien 105 hommes portant le même fardeau en porteront-ils?

*R.* Il est évident que les 105 hommes porteront plus que les 65 hommes, ainsi les kilogr. doivent donc être multipliés par le plus grand nombre d'hommes, et le produit divisé par le plus petit nombre d'hommes : la réponse ou le quotient devant être plus grand que 4250 kilogr.

*D.* Quelle est la proportion qu'on doit établir ?

*R.* Celle-ci : 65 est à 105 comme 4250 est à $x$, c'est-à-dire, 4250 multiplié par 105, et le produit divisé par 65.

$$\text{Donc : } x \text{ kilogr.} = \frac{\text{Numérateurs. } \overset{\text{kilogr.}}{4250} \times \overset{\text{hommes.}}{105} = 446250 \text{ dividende.}}{\text{Dénominateur. } 65 = 65 \text{ diviseur.}} = \textit{Rép. ou quotient : } 6865 \text{ kil. } 385 \text{ millièmes.}$$

*Opération détaillée.*

Quantité de kilogr. portés par les 65 hommes, 4250 multiplicande, premier numérateur.
A multiplier par le plus grand nombre d'hommes, 105 multiplicateur, deuxième numérateur.

```
 21250
4250
------
446250
```

Diviseur. 65 dénominateur. Produit. . 446250 dividende.
Quotient. 6865 kil., 3 hect., 8 décigr., 5 gr.

```
562
 425
  350
   250
    550
     300
      400
        1 résidu considéré comme nul.
```

Donc, que les 105 hommes porteront 6865 kilogr., 3 hectogr., 8 décagr. et 5 grammes.

Deuxième question. *D.* Comment ferez-vous la preuve de la règle ci-dessus?

*R.* Je dirai, si 105 hommes ont porté 6865 kil., 3 hect., 8 décag., 5 grammes, il est clair que 65 hommes portant le même fardeau que les 105, en porteront moins ; ainsi je dois multiplier la quantité de kilogr., plus la fraction, portés par les 105 hommes, par le plus petit nombre d'hommes 65, et diviser le produit par le plus grand nombre d'hommes 105, le produit devant être plus petit que 6865 kilogr. 385, j'ai donc la proportion : 105 est à 65, comme 6865 kil. 385 est à $x$, c'est-à-dire 6865,385 multiplié par 65, et le produit divisé par 105.

$$\text{Donc : } x \text{ kilogr.} \frac{\text{Numérateurs. } \overset{\text{kilogr.}}{6865,385} \times \overset{\text{hommes.}}{65} = 446250,025 \text{ dividende.}}{\text{Dénominateurs. } 1000 \times 105 = 105 \text{ (1) diviseur.}} \textit{ Rép. ou quotient } 4250 \text{ kilogr.}$$

*Opération détaillée.*

Quantité de kilogrammes portés par les 105 hommes, 6865,385 multiplicande, premier numérateur.
A multiplier par le plus petit nombre d'hommes, 65 multiplicateur, deuxième numérateur.

```
 34326925
41192310
----------
446250,025
```

Diviseur. 105000 dénominateurs. Produit. . 446250,025 dividende numérateurs.
Quotient. 4250 kilogrammes.

```
262
 525
 0000025 résidu considéré comme nul.
```

Donc, que les 65 hommes porteront 4250 kilogrammes.

(1) J'ai retranché sur la droite du dividende 3 chiffres par une virgule, à cause des 3 décimales qu'il y a aux kilogrammes.

## QUINZIÈME LEÇON.

### *Règle de Trois composée.*

Première question. *D.* Si un cheval, allant au trot pendant 4 heures par jour, fait 300 myriamètres ou 3000000 de mètres en 8 jours, combien le cheval doit-il trotter d'heures par jour avec la même vitesse, pour faire 390 myriamètres ou 3900000 mètres en 6 jours (le myriamètre est de 10000 mètres)?

*R.* Je vois clairement, 1°. que si le cheval fait 300 myriamètres ou 3000000 de mètres en trottant 4 heures par jour, qu'il faudra que le cheval trotte avec la même vitesse plus d'heures par jour pour faire 390 myriamètres : donc $\frac{390}{300}$; et 2°. si le cheval, en trottant 4 heures par jour, fait une route en 8 jours, il est clair qu'il faudra qu'il trotte plus d'heures par jour pour faire la route en 6 jours : donc $\frac{8}{6}$; ainsi disposition des termes.

| | myriam. | | heures. | | jours. | | | |
|---|---|---|---|---|---|---|---|---|
| Numérateurs. | 390 | × | 4 | × | 8 | = | 124,80 | dividende. |
| $x$ heures. | | | | | | | | *Rép.* ou *quotient :* 6 heures 56 minutes. |
| Dénominateurs. | 300 | × | | | 6 | = | 18 | diviseur. |

*Opération détaillée.*

| | | |
|---|---|---|
| 1°. Il faut multiplier le plus grand nombre de myriamètres | 390 | premier numérateur et premier multiplicande. |
| Par les heures connues. . . . . . . . . . . , . . . . . . | 4 | deuxième numérateur, premier multiplicateur. |
| Premier prod. à multiplier par le plus grand nombre de jours | 1560 | deuxième multiplicande. |
| | 8 | troisième numérateur, deuxième multiplicateur. |
| Dernier produit. . . . . . . | 12480 | dividende. |

| | | |
|---|---|---|
| 2°. Il faut multiplier le plus petit nombre de myriamètres. . . . . . . . | 300 | Premier dénominateur, multiplicande. |
| Par le plus petit nombre de jours. . . . . . . . . . . . . . . . . . . . . | 6 | deuxième dénominateur, multiplicat. |
| Produit. . . . . . . . | 1800 | diviseur. |

Ainsi :

Diviseur. 1800, dénominateur. 12480 dividende, numérateur.

Quotient. 6 heures 56 minutes. Résidu. . 1680 à multiplier par 60, attendu qu'il faut 60 minutes pour une heure.

60 multiplicateur.

100800 produit à diviser par le diviseur 1800.

10800

0000

Il faut donc, pour trouver le quotient, multiplier le plus grand nombre de myriamètres par les heures connues 4, et multiplier le produit par le plus grand nombre de jours 8, et diviser ensuite le produit par le plus petit nombre de myriamètres multiplié par le plus petit nombre de jours 6, le produit ou le quotient devant être plus grand que le nombre d'heures connues, il faut multiplier 390 par 4, et le produit par 8, ce qui donne 12480 pour dividende; ensuite on multiplie le plus petit nombre de myriamètres 300 par le plus petit nombre de jours 6, ce qui donne 1800 pour diviseur, et pour quotient 6 heures 56 minutes. D'après cela, le cheval, pour faire 390 myriamètres, a donc dû trotter 6 heures 56 minutes par jour pendant 6 jours.

Deuxième question. *D.* Comment ferez-vous la preuve de la règle ci-dessus?

*R.* Je dirai, si un cheval allant au trot pendant 6 heures 56 minutes par jour, fait 390 myriamètres en 6 jours, combien le cheval devra-t-il trotter d'heures par jour, avec la même vitesse, pour faire 300 myriamètres en 8 jours? Je vois clairement 1°. que si le cheval fait 390 myriamètres en trottant 6 heures 56 minutes par jour, il faudra nécessairement qu'il trotte moins d'heures par jour, pour faire 300 myriamètres; donc $\frac{300}{390}$, et 2°. si le cheval en trottant 6 heures 56 minutes par jour, fait une route en 6 jours, il est évident qu'il trottera moins d'heures par jour pour faire la route en 8 jours. Donc $\frac{6}{8}$; ainsi disposition des termes.

myria. heures. jours.

Numérateurs. $300 \times 6\frac{56}{60} = 416 \times 6 = 748800$ dividende.

$x$ heures. = ———————————————— *Rép.* ou *quotient* : 4 heures.

Dénominateurs. $390 \times 60 \times 8 = 187200$ diviseur.

*Opération détaillée.*

1°. Il faut multiplier le plus petit nombre de myriamètres, par les heures converties en minutes, c'est-à-dire 6 multiplié par 60, en ajoutant 56, ce qui donne 416. 300, multiplicande, premier numérateur.

A multiplier par le deuxième numérateur. . . . . . . . . . . . . . . . . . . . 416, premier multiplicateur.

1800
300
1200

Premier produit à multiplier, par le plus petit nombre de jours. . . . . 124800

Plus petit nombre de jours. . . . . . . . . . . . . . . . . . . . . . . . . 6, 3e. numérat., 2e. multiplicateur.

Dernier produit. . . . . . . . 748800 dividende.

Diviseur 187200 000000

Quotient 4 heures, preuve de la règle ci-dessus.

Il faut donc, pour trouver le quotient, multiplier le plus petit nombre de myriamètres par les heures connues, et le produit, par le plus petit nombre de jours, et diviser ensuite le produit général par le plus grand nombre de myriamètres, multiplié par le plus grand nombre de jours : le quotient devant être plus petit que le nombre d'heures connues. On commence d'abord à convertir les heures en minutes, en multipliant les heures 6 par 60, en ajoutant 56, ce qui donne pour deuxième numérateur, 416 ; comme ce numérateur a été rendu 60 fois plus grand on porte 60, pour deuxième dénominateur ; donc qu'il faut multiplier le premier numérateur 300, par le deuxième numérateur 416, ce qui donne 124800, qui, multiplié par le troisième numérateur 6, donne pour total, 748800, dividende. Ensuite, pour trouver le diviseur, on multiplie le premier dénominateur 390, par 60, deuxième dénominateur, ce qui donne 23400, qui, multiplié par le troisième dénominateur 8, donne pour total, 187200 diviseur ; ainsi 748800, divisé par 187200, produit pour quotient 4 heures ; d'après cela, le cheval pour faire 300 myriamètres, doit donc trotter 4 heures par jour pendant 8 jours.

Troisième question. *D.* Si 45 pionniers, travaillant 10 heures par jour, ou 450 hommes, ne travaillant qu'une heure, ont été 22 jours pour creuser un fossé de 221 mètres de long, 10 mètres de large, et 3 mètres de profondeur, ce qui donne pour le produit des dimensions du fossé, 6630 mètres, la longueur 221, étant multipliée par 10, ce qui fait 2210, et ce produit par 3, ce qui donne bien 6630 mètres de solidité pour le fossé, combien de jours 65 hommes, travaillant huit heures par jour, ou 520 hommes ne travaillant également qu'une heure, mettront-ils pour creuser un fossé de 260 mètres de longueur, 15 mètres de largeur et 7 mètres de profondeur, ce qui donne pour le produit des dimensions du fossé, 27300 mètres, la longueur 260 étant multipliée par 15, ce qui fait 3900, et ce produit par 7, ce qui donne bien 27300 mètres de solidité pour le fossé, le terrain est deux fois plus dur et difficile à fouiller ?

*R.* Je vois 1°. que, si 450 pionniers ont mis 22 jours pour faire un ouvrage, il faudra moins de temps à 520 hommes pour faire le même ouvrage dans le même temps : ainsi $\frac{450}{520}$.

2°. s'il a fallu 22 jours pour faire un ouvrage de 6630 mètres de solidité, il faudra nécessairement plus de jours pour faire un ouvrage de 27300 mètres de solidité, ainsi $\frac{27300}{6630}$ et enfin 3°. si on a mis 22 jours pour faire un ouvrage comme 1, il est évident qu'il en faudra plus pour faire un ouvrage comme 2, ainsi $\frac{2}{1}$ ; donc disposition des termes :

jours. hommes. mètres. solidité.

Numérateurs. $22 \times 450 \times 27300 \times 2 = 54054000$ dividende.

$x$ jours. = ———————————————— *Rép.* jours. 156, heur. 18, minut. 53, second. 45 $\frac{11200}{34476}$.

Dénominateurs. $520 \times 6630 \times 1 = 3447600$ diviseur.

*Opération détaillée.*

1°. Il faut multiplier le plus grand nombre de mètres, 27300, par le plus petit nombre d'hommes 450 et le produit par le nombre de jours connus 22, et enfin ce dernier produit par 2, solidité.

| | | |
|---|---|---|
| Multiplicande | 27300 | troisième numérateur. |
| Plus petit nombre d'hommes, premier multiplicateur | 450 | deuxième numérateur. |
| | 1365000 | |
| | 169200 | |
| Premier produit. . . . | 12285000 | à multiplier. |
| Par le nombre de jours connus, deuxième multiplicateur | 22 | premier numérateur. |
| | 24570000 | |
| | 24570000 | |
| Deuxième produit. . . | 270270000 | à multiplier. |
| Par la plus grande solidité, troisième multiplicateur | 2 | quatrième numérateur. |
| Produit général des numérateurs multipliés les uns par les autres | 540540000 | dividende. |

2°. Il faut multiplier le plus petit nombre de mètres, 6630, par le plus grand nombre d'hommes 520.

| | | |
|---|---|---|
| Multiplicande | 6630 | deuxième dénominateur. |
| Plus grand nombre d'hommes, multiplicateur | 520 | premier dénominateur. |
| | 132600 | |
| | 33150 | |
| Produit. . . | 3447600 | diviseur. |

Ainsi :

Diviseur. 3447600.

Quotient. 156 jours, 18 heures, 53 minutes, 45 secondes $\frac{11700}{34476}$.

| | | |
|---|---|---|
| | 540540000 | premier dividende. |
| | 195780 | |
| | 234000 | |
| Premier résidu. . . . | 27144 | à multiplier par 24 pour avoir des heures. |
| Premier multiplicateur | 24 | nombre d'heures dont est composé 1 jour. |
| | 108576 | |
| | 54288 | |
| | 651456 | produit de 24, deuxième dividende. |
| | 306696 | |
| Deuxième résidu. . . . | 30888 | à multiplier par 60 pour avoir des minutes. |
| Deuxième multiplicateur | 60 | nomb. de minut. dont est composée 1 heure |
| | 1853280 | produit de 60, troisième dividende. |
| | 129480 | |
| Troisième résidu. . . . | 26052 | à multiplier par 60 pour avoir des secondes |
| Troisième multiplicateur | 60 | nomb. de secondes dont est composé 1 min. |
| | 1563120 | produit de 60, quatrième dividende. |
| | 184080 | |
| Quatrième résidu. . . | 11700 | du quatrième dividende. |
| Diviseur fixe. . . . . | 34476 | Ainsi le 4e. résidu est $\frac{11700}{34476}$ de secondes. |

Donc que les 520 hommes ne travaillant qu'une heure par jour, pour creuser un fossé de 27300 mètres de solidité, mettront 156 jours, 18 heures, 53 minutes, 45 secondes $\frac{11200}{34476}$ de seconde.

## SEIZIÈME LEÇON.

### *Règle du marc le franc.*

*D.* Qu'entendez-vous par la règle du marc le franc ?

*R.* J'entends ce que doit donner un franc au prorata d'une somme, qu'on veut partager, soit en augmentation, soit en diminution.

*D.* Un particulier fait une banqueroute de 150000 fr., tout ce qu'il possède n'est estimé et vendu que 45000 francs, il doit à 4 personnes; savoir :

| | | |
|---|---|---|
| A la première personne | 2734 | francs multiplicande. |
| A la deuxième personne | 5675 | *id* |
| A la troisième personne | 100000 | *id.* |
| A la quatrième personne | 41591 | *id.* |

Ce qui fait 150000 francs que doit le débiteur. Combien revient-il à chaque créancier par franc sur les 45000 francs trouvés?

*R.* Pour le savoir, il faut diviser la somme trouvée 45000 fr., par la somme totale due 150000 fr. Ainsi :

Somme due par le débiteur 150000 fr., diviseur. Somme trouvée chez le débiteur 45000 fr., dividende.

Quotient 0 fr. 30 c. par franc à chaque créancier, multiplicateur de toutes les sommes dues,

*Opération.*

| | | | | | | | |
|---|---|---|---|---|---|---|---|
| Il est dû au premier créancier | 2734 fr. | à multiplier par | 30 cent., | ce qui fait | 820 fr. | 20 cent. | à recevoir. |
| Il est dû au deuxième créancier | 5675 | *id.* | 30 | *id.* | 1702 | 50 | *id.* |
| Il est dû au troisième créancier | 100000 | *id.* | 30 | *id.* | 30000 | 00 | *id.* |
| Il est dû au quatrième créancier | 41591 | *id.* | 30 | *id.* | 12477 | 30 | *id.* |
| Total des sommes dues. | 150000 francs. | Total de la somme trouvée. | | | 45000 | 00 | |

## DIX-SEPTIÈME LEÇON.

### *Règle pour trouver le taux commun d'évaluation de différentes classes de chaque nature de propriété.*

*D.* Comment doit-on opérer pour trouver le taux commun d'évaluation de différentes classes de chaque nature de propriété?

*R.* Il faut pour cela multiplier la quantité de chaque classe par l'évaluation ou le prix, additionner les quantités de chaque classe, ainsi que les produits; le total des produits sera le dividende, et le total des quantités le diviseur. Le quotient sera la réponse.

*Opération.*

| | | | | | |
|---|---|---|---|---|---|
| Première classe | 2524 | hectares à | 32 | francs l'un, ce qui donne | 80768 francs. |
| Deuxième classe | 3524 | *id.* | 27 | *id.* | 95148 |
| Troisième classe | 2735 | *id.* | 15 | *id.* | 41025 |
| Quatrième classe | 5241 | *id.* | 8 | *id.* | 41928 |
| Total des hectares | 14024 | diviseur. | | Total des produits | 258869 francs, dividende. |

Le taux commun est de 18 fr. 459 l'hectare, ou 18 fr. 46 c.

118629
64370
82740
126200

Ainsi le total des hectares de chaque classe est donc 14024 hectares, et le produit des quantités des hectares de chaque classes multipliés par le prix de chaque hectare, donne pour total des produits 258869 francs, qui, divisé par le total des hectares, donne pour quotient 18 fr. 459 mill., ou 18 fr. 46 cent. pour le taux commun de chaque hectare.

*D.* Comment ferez-vous la preuve de cette règle?

*R.* En multipliant le total des hectares 14024 par le taux commun de chaque hectare 18 fr. 459.

*Opération et preuve.*

14024 diviseur, devenu multiplicande.
Quotient ou taux commun de chaque hectare 18,459 devenu multiplicateur.

126216
70120
56096
112192
14024

Produit pareil. . . 258869,016 au total des produits. J'ai retranché 3 chiffres au produit attendu qu'il y a 3 décimales au multiplicateur.

*D.* Quelle faute fait-on souvent en faisant cette règle?

*R.* Celle d'additionner l'évaluation ou le prix de chaque hectare pour chaque classe, et de diviser la somme par le nombre de classes, ce qui donne un produit trop fort, comme nous allons le démontrer par l'opération.

*Opération.*

L'hectare de la première classe est à 32 francs.
L'hectare de la deuxième classe est à 27 *id.*
L'hectare de la troisième classe est à 15 *id.*
Et l'hectare de la quatrième classe est à 8 *id.*

Somme. . . . . . . 82 francs, dont on prend le quart, puisqu'il y a quatre classes.

Ainsi, en divisant 82 par 4, on aura 20 francs 50 centimes pour le taux commun, ce qui évidemment est trop fort, puisque 14024 hectares à 20 francs 58 centimes donne 287492 francs, ce qui ferait une différence en plus de 2 francs 04 centimes par hectare, ou sur la totalité des 14024 hectares la somme de 28623 francs.

## DIX-HUITIÈME LEÇON.

### *Règle d'intérêt simple, en évitant les parties aliquotes.*

*D.* Qu'entendez-vous par intérêt simple?

*R.* J'entends le profit que le créancier tire du prêt de son argent, ou de quelque autre objet, d'après les arrangemens faits avec la personne qui emprunte, et qu'après l'échéance, il ne produit pas un nouvel intérêt.

*D.* Combien y a-t-il de manières de prendre l'intérêt?

*R.* Trois, savoir: à tant pour cent par an, ou 360 jours, pour un nombre de jours; à tant pour cent par an, pour un nombre de mois, et à tant pour cent par mois, pour un nombre de jours.

*D.* Comment doit-on opérer, pour trouver l'intérêt d'une somme quelconque sans centimes, à tant pour cent par an, ou 360 jours sans fraction au taux, n'importe pour quel nombre de jours?

*R.* Il faut multiplier la somme que doit donner l'intérêt par le taux de l'intérêt, et le produit par le nombre de jours pour lesquels on prend l'intérêt; le dernier produit sera le dividende, le diviseur sera toujours 36, après avoir retranché 3 chiffres sur la droite, du dividende. *Voyez* la première opération ci après (*l'année dans le commerce est comptée pour* 360 *jours*).

*D.* Comment doit-on opérer pour trouver l'intérêt d'une somme quelconque, sans centimes à tant pour cent par an, sans fraction au taux, n'importe pour quel nombre de mois?

*R.* Il faut multiplier la somme que doit donner l'intérêt, par le taux de l'intérêt, et le produit par le nombre de mois pour lesquels on prend l'intérêt; le dernier produit sera le dividende, le diviseur sera toujours 12, après avoir retranché 2 chiffres sur la droite au dividende. *Voyez* la deuxième opération ci après (*l'année est de* 12 *mois.*)

*D.* Comment doit-on opérer, pour trouver l'intérêt d'une somme quelconque sans centimes, à tant pour cent par mois sans fraction au taux, n'importe pour quel nombre de jours?

*R.* Il faut multiplier la somme que doit donner l'intérêt, par le taux de l'intérêt, et le produit par le nombre de jours pour lesquels on prend l'intérêt, le dernier produit sera le dividende. Le diviseur sera toujours 3, après avoir retranché trois chiffres sur la droite au dividende. *Voyez* la troisième opération ci-après (*le mois est compté pour trente jours dans le commerce.*)

*Première opération à tant pour cent par an pour un nombre de jours.*

*D.* Quel est l'intérêt de la somme de 2524 fr. à 5 pour cent par an pour 256 jours?

*R.* *Disposition des termes.*

$$\begin{array}{ll} \text{Numérateurs.} & \overset{\text{taux.}}{5} \times \overset{\text{somme.}}{2524} \times \overset{\text{jours.}}{256} = 3230{,}720 \text{ divid.} \\ x \text{ francs.} = & \hline \\ \text{Dénominateurs.} & 100 \times 360 = 36{,}000 \text{ diviseur.} \end{array}$$

*Rép.* ou *quotient* : 89 fr. 74 c. pour 256 jours à 5 pour cent par an, pour 2524 francs.

*Nota.* Pour abréger l'opération, on effacera indistinctement tous les numérateurs et dénominateurs semblables, ou on les divisera par un même nombre, ce qui ne change rien au produit, par la raison que des quantités qui concourent à la formation d'un produit, se détruisent par les mêmes quantités qui les divisent; et si les numérateurs et dénominateurs, quels qu'ils soient, sont terminés par 1 ou plusieurs zéro, on en supprimera autant des uns que des autres. Par exemple: $\frac{21000}{9000} = \frac{21}{9}$ ou $\frac{7}{3}$. Quand il se trouvera au diviseur un ou plusieurs zéro, on les effacera, et on retranchera, par une virgule sur la droite du dividende, autant de chiffres qu'on aura effacé de zéro au diviseur. (*Voyez* l'exemple ci-dessus.)

*Opération détaillée.*

Somme. . . . . . . . 2524 deuxième numérateur, premier multiplicande.
Taux pour cent. . . 5 premier multiplicateur, premier numérateur.

Premier produit. . . 12620 deuxième multiplicande.
Nombre de jours. . 256 deuxième multiplicateur, troisième numérateur.

75720
63100
25240

Diviseur. 36,000 Dernier produit 3230,720 dividende.
Quotient. 89 fr. 74 cent. pour 356
266 jours, à 5 pour % par an, pour 267
2524 francs. 152
8 résidu considéré comme nul.

*Deuxième opération à tant pour cent par an, pour un nombre de mois.*

*D.* Quel est l'intérêt de la somme de 2524 fr. à 5 pour cent par an, pour 7 mois?

*R.* *Disposition des termes.*

taux. somme. mois. (1)
Numérateurs. 5 × 2524 × 7 = 883,40 dividende.
*x* francs. = ——— *Rép.* ou *quotient* : 73 fr. 62 c. pour 7 mois, à 5 pour cent
Dénominateur. 100 × 12 = 1200 diviseur. par an, pour 2524.

*Opération détaillée.*

Somme. . . . . . . . 2524 deuxième numérateur, premier multiplicande.
Taux pour cent. . . 5 premier numérateur, premier multiplicateur.

Premier produit. . . 12620 deuxième multiplicande.
Nombre de mois. . . 7 troisième numérateur, deuxième multiplicateur.

Dernier produit. . . 883,40 dividende.

Diviseur. 12,00 43
Quotient. 73 fr. 62 cent. pour 74
7 mois, à 5 pour % par an, pour 26
2524 francs. 8 résidu valant 1 centime, qui est ajouté au quotient.

*Troisième opération à tant pour cent par mois, pour un nombre de jours.*

*D.* Quel est l'intérêt de la somme de 2524 fr. à 50 c. par mois, pour 256 jours?

*R.* *Disposition des termes.*

taux. somme. jours.
Nominateurs. 50 × 2524 × 256 = 323,07200 dividende.
*x* francs. = ——— *Rép.* ou *quotient* : 107 fr. 69 c. pour 256 jours,
Dénominateurs. 100 × 100 × 30 = 3,00000 diviseur. à 50 c. pour cent par mois, par 2524 fr.

---

(1) *Voyez* le nota de la page 37.

*Opération détaillée.*

| | | |
|---|---|---|
| Somme. . . . . . . | 2524 | deuxième numérateur, premier multiplicande. |
| Taux pour cent. . | 50 c. | premier numérateur, premier multiplicateur. |
| Premier produit. . | 126200 | deuxième multiplicande. |
| Nombre de jours. . | 256 | troisième numérateur, deuxième multiplicateur. |
| | 757200 | |
| | 631000 | |
| | 252400 | |
| Dernier produit. . | 323,07200 | dividende. |

| | | |
|---|---|---|
| Diviseur. 3,00000 | 23 | |
| Quotient. 107 fr. 69 c. pour | 20 | |
| 256 jours, à 50 cent. pour $\frac{0}{0}$ par | 27 | |
| mois, pour 2524 francs. | 2 | résidu considéré comme nul. |

*D.* Que voyez-vous d'après la position des trois règles ci dessus ?

*R.* Je vois 1°. qu'après avoir tiré le trait horizontal, qui sépare les numérateurs des dénominateurs, je dois placer au-dessus du trait pour premier numérateur, le taux de l'intérêt ; pour second, la somme dont on veut prendre l'intérêt, et pour troisième numérateur, le nombre de jours (si c'est à tant pour cent pour un nombre de jours), ou le nombre de mois (si c'est à tant pour cent pour un nombre de mois.) 2°. Je dois placer toujours au-dessus de la somme, le nombre 100, qui est le premier dénominateur qui indique que l'intérêt est pour cent, et pour deuxième dénominateur, 360 (si c'est à tant pour cent par an pour un nombre de jours), ou 12 (si c'est à tant pour cent par an pour un nombre de mois), ou enfin 30 (si c'est à tant pour cent par mois pour un nombre de jours).

*D.* Quand il se trouvera des centimes à la somme pour laquelle on veut prendre l'intérêt, quelle attention faut-il avoir ?

*R.* On doit avoir l'attention de porter au-dessous du trait qui sépare les numérateurs des dénominateurs, toujours 10000. Exemple : $\frac{2524\ 25}{10000}$, alors on retranche deux chiffres de plus au dividende.

*D.* Quand il y aura des francs et centimes au taux de l'intérêt, que doit-on faire ?

On doit porter 100 au-dessous du trait exemple : à 5 f. 41 c. on aura $\frac{541}{100}$, alors on retranchera encore deux chiffres de plus au dividende.

*D.* Et quand il n'y aura au taux de l'intérêt qu'une fraction sans entiers, que doit-on faire ?

*R.* C'est de mettre le numérateur de la fraction au-dessus du trait et le dénominateur au-dessous ; exemple : à $\frac{3}{4}$ on aura $\frac{3}{4}$.

*D.* Et enfin quand il y aura au taux des entiers, plus une fraction, que doit-on faire ?

*R.* On doit faire disparaître la fraction, pour éviter les parties aliquotes, en multipliant les entiers par le dénominateur de la fraction et en ajoutant le numérateur au produit, on porte alors au-dessous du trait le chiffre qui a multiplié, pour indiquer que le taux a été rendu tant de fois plus grand, ce qui ne change rien au produit, exemple : 4 $\frac{7}{8}$ on aura $\frac{39}{8}$ qui est la même chose que 4 $\frac{7}{8}$ comme on peut s'en convaincre en divisant 39 par 8, ce qui donne bien 4 $\frac{7}{8}$.

*Quatrième opération à tant pour cent par an pour un nombre de jours, avec des centimes à la somme.*

Quel est l'intérêt de la somme de 2524 fr. 27 cent., à 5 pour cent par an, pour 256 jours ?

*R.* *Disposition des termes.*

| | taux. | | somme. | | jours. | | (1) | |
|---|---|---|---|---|---|---|---|---|
| Numérateurs. | 5 | × | 2524 fr 27 c. | × | 256 | = | 3231,06560 dividende. | |
| $x$ francs. = | | | | | | | | *Rép.* ou *quotient :* 89 fr. 75 cent. |
| Dénominateurs. | | | 10000 | × | 360 | = | 36,00000 diviseur. | |

(1) *Voyez* le nota de la page 37.

*Opération détaillée.*

| | | |
|---|---|---|
| Somme. . . . . . . | 2524,27 | deuxième numérateur, premier multiplicande. |
| Taux pour cent. . . | 5 | premier numérateur, premier multiplicateur. |
| Premier produit. . . | 1262135 | deuxième multiplicande. |
| Nombre de jours. . . | 256 | deuxième multiplicateur, troisième numérateur. |
| | 7572810 | |
| | 6310675 | |
| | 2524270 | |
| Dernier produit. . | 3231,06560 | dividende. |
| Diviseur. 36,00000 | 351 | |
| Quotient. 89 fr. 75 cent. | 270 | |
| | 186 | |
| | 6 | résidu considéré comme nul. |

*Cinquième opération à tant pour cent par an pour un nombre de mois, avec des centimes à la somme et au taux.*

*D.* Quel est l'intérêt de la somme de 2524 fr. 27 cent., à 5 fr. 27 cent. pour cent par an, pour 7 mois?

*R.* *Disposition des termes.*

| | taux. | | somme. | | mois. | | (1) |
|---|---|---|---|---|---|---|---|
| Numérateurs. | 5 fr. 27 c. | × | 2524 fr. 27 c. | × | 7 | = | 931,203203 dividende. |
| $x$ francs. = | | | | | | | *Rép.* ou *quotient*: 77 fr. 60 c. |
| Dénominateurs. | 100 | × | 100000 | × | 12 | = | 12,000000 diviseur. |

*Opération détaillée.*

| | | |
|---|---|---|
| Somme. . . . . . . | 2524,27 | deuxième numérateur, premier multiplicande. |
| Taux pour cent. . . | 5,27 | premier numérateur, premier multiplicateur. |
| | 1766989 | |
| | 504854 | |
| | 1262135 | |
| Premier produit. . | 133029029 | deuxième multiplicande. |
| Nombre de mois. . | 7 | troisième numérateur, deuxième multiplicateur. |
| Dernier produit. . | 931,203203 | dividende. |
| Diviseur. 12,000000 | 91 | |
| Quotient. 77 fr. 60 c. | 72 | |
| | 03 | résidu considéré comme nul. |

(1) *Voyez* la note de la page 37.

*Sixième opération à tant pour cent par mois pour un nombre de jours, avec des centimes à la somme sans entiers au taux.*

*D.* Quel est l'intérêt de la somme de 2524 fr. 27 cent. à $\frac{5}{8}$ pour cent par mois, pour 256 jours?

*R.* *Disposition des termes.*

| | taux. | | somme. | | jours. | | (1) | |
|---|---|---|---|---|---|---|---|---|
| Numérateurs. | 5 | × | 2524 fr. 27 c. | × | 256 | = | 3231,06560 dividende. | |
| *x* francs. = | | | | | | | | *Rép.* ou *quotient :* 134 fr. 63 cent. |
| Dénominateurs. | 8 | × | 10000 | × | 30 | = | 2400000 diviseur. | |

*Opération détaillée.*

| | | |
|---|---|---|
| Somme. . . . . . . . | 2524 fr. 27 c. | deuxième numérateur, premier multiplicande. |
| Numérateur du taux. | 5 | premier numérateur, premier multiplicateur. |
| Premier produit. . . | 1262135 | deuxième multiplicande. |
| Nombre de jours. . | 256 | troisième numérateur, deuxième multiplicateur. |
| | 7572810 | |
| | 6310675 | |
| | 2524270 | |
| Dernier produit. . . . | 3231,06560 | dividende. |
| | 83 | |
| | 111 | |
| | 150 | |
| Diviseur. 8 multiplié par 3 = 24,00000 | 66 | |
| Quotient. . 134 fr. 63 c. | 18 | résidu considéré comme nul, |

*Septième opération à tant pour cent par mois pour un nombre de jours, avec fraction au taux et centimes à la somme.*

*D.* Quel est l'intérêt de la somme 2524 fr. 27 cent. à 1 $\frac{5}{8}$ pour cent par mois pour 256 jours?

*R.* *Disposition des termes.*

| | taux. | | somme. | | jours. | | | |
|---|---|---|---|---|---|---|---|---|
| Numérateurs. | 1 $\frac{5}{8}$ = 13 | × | 2524 fr. 27 c. | × | 256 | = | 8400,77056 dividende. | |
| *x* francs. = | | | | | | | | *R.* ou *quot.* 350 fr. 03 c. |
| Dénominateurs. | 8 | × | 10000 | × | 30 | = | 24,00000 diviseur. | |

(1) *Voyez* le nota de la page 37.

*Opération détaillée.*

Somme. . . . . . . 2524 fr. 27 cent. deuxième numérateur, premier multiplicande.
Numérateur du taux converti en deux termes. 13 premier multiplicateur, premier numérateur.

757281
252427

Premier produit. . . . 328155₁ deuxième numérateur.
Nombre de jours. . . . 256 troisième numérateur, deuxième multiplicateur.

19689306
16407755
6563102

Dernier produit. . . . 8400,77056 dividende.
120
Diviseur. 8 multiplié par 3 = 24,00000 00077
Quotient. . 350 fr. 03 cent. 5 résidu considéré comme nul.

*D.* Que remarquez-vous d'après les sept opérations que vous venez de figurer?

*R.* Je vois que quoi qu'il y ait des centimes à la somme, des entiers et centimes au taux, des taux sans entiers, qu'on évite les parties aliquotes, qui sont sujettes à faire commettre des erreurs; cette manière d'opérer est très simple et facile quand on l'a bien saisie.

## DIX-NEUVIÈME LEÇON.

### *Règle pour trouver le terme moyen de plusieurs paiemens.*

*D.* Quand on convient de payer à une époque fixe la totalité de différentes sommes qui devaient être payées à différentes époques déterminées, comment faut-il opérer pour trouver le terme moyen des paiemens?

*R.* Il faut pour cela multiplier chaque somme à payer (en commençant par la seconde) par l'intervalle qu'il y a entre l'époque où la somme doit être acquittée, et celle du premier paiement; l'on en fera ensuite une somme totale, qui sera le numérateur de la fraction, ou le dividende; le produit de l'addition des sommes dues sera le dénominateur de la fraction, ou le diviseur, et le produit de la division sera le terme moyen de l'époque du paiement.

*D.* Donnez-nous un exemple?

*R.* Le voici. . . . . . . 5271 francs à payer le 10 décembre.

| | | |
|---|---|---|
| 3251 | *id.* | le 15 décembre. |
| 7354 | *id.* | le 5 janvier. |
| 6225 | *id.* | le 10 janvier. |
| 3251 | *id.* | le 15 janvier. |
| 7541 | *id.* | le 20 janvier. |

Prod. général des sommes à payer 32893 francs, diviseur et dénominateur de la fraction.

Maintenant, pour trouver le numérateur, ou le dividende, il faut compter l'intervalle qu'il y a du 10 décembre au 15 décembre, du 10 décembre au 5 janvier, du 10 décembre au 10 janvier, du 10 décembre au 15 janvier, et du 10 décembre au 20 janvier, et multiplier chaque somme, en commençant par la seconde, par ces différens intervalles. (Le mois, dans le commerce, est toujours compté pour 30 jours.)

*Opération détaillée*

2ᵉ. somme. 3251 à multiplier par 5, intervalle du 10 décembre au 15 décembre, produit 16255
3ᵉ. somme. 7354 à multiplier par 25, intervalle du 10 décembre au 5 janvier, produit 183850
4ᵉ. somme. 6225 à multiplier par 30, intervalle du 10 décembre au 10 janvier, produit 186750
5ᵉ. somme. 3251 à multiplier par 35, intervalle du 10 décembre au 15 janvier, produit 113785
6ᵉ. somme. 7541 à multiplier par 40, intervalle du 10 décembre au 20 janvier, produit 298040

Produit général. . . . . 798680 dénominateur divid.

Ainsi : $x$ jours. = $\dfrac{\text{Numérateur. } 798680 \text{ dividende.}}{\text{Dénominateur. } 32893 \text{ diviseur.}}$ *Rép*, ou *quotient* : le 24ᵉ. jour après le 10 décembre.

Donc, que le terme moyen du paiement doit être le vingt-quatrième jour après le 10 décembre, c'est-à-dire, le 4 janvier.

## VINGTIÈME LEÇON.

### *Règle de Compagnie ou de partage.*

*D.* Qu'est-ce que la règle de compagnie, de société ou de partage?

C'est une règle qui sert à trouver la somme que doit recevoir ou payer chaque associé, d'après le gain ou la perte qui résulte de leur spéculation ou commerce, ou à diviser en parties un tout dont les rapports sont donnés.

*Premier exemple.*

Je suppose un fonds de la somme de 95000 francs, fait par quatre associés; savoir :
Le premier associé a mis 25000 francs.
Le deuxième associé a mis 24000 *id.*
Le troisième associé a mis 22000 *id.*
Le quatrième associé a mis 24000 *id.*

Total général des mises. . 95000 francs de capital, dénominateur diviseur.

Le gain est de 52000 francs, multiplicateur fixe de chaque mise.

*D.* Quel est la somme que chaque associé doit recevoir sur le produit du gain?

*R.* Chaque associé ne doit recevoir que le gain proportionné à sa mise, c'est-àdire, que le fonds qu'ils ont fait doit être à chaque mise, ce que le gain commun est au gain de chacun d'eux; ainsi le gain des associés sera le 4ᵉ. terme des proportions suivantes :

| | | fr. | c. |
|---|---|---|---|
| 1ᵉʳ. associé. | 95000 est à 52000, comme 25000 est à $x$; c'est-à-dire, 52000 multipl. par 25000 et divisé par 95000. *R.* | 13684 | 21 $\frac{1}{19}$ |
| 2ᵉ. associé. | 95000 est à 52000, comme 24000 est à $x$; c'est-à-dire, 52000 multipl. par 24000 et divisé par 95000. *R.* | 13136 | 84 $\frac{4}{19}$ |
| 3ᵉ. associé. | 95000 est à 52000, comme 22000 est à $x$; c'est-à-dire, 52000 multipl. par 22000 et divisé par 95000. *R.* | 12042 | 10 $\frac{10}{19}$ |
| 4ᵉ. associé. | 95000 est à 52000, comme 24000 est à $x$; c'est-à-dire, 52000 multipl. par 24000 et divisé par 95000. *R.* | 13136 | 84 $\frac{4}{19}$ |

On voit que la somme des gains partiels est égale à la somme du gain commun; donc l'opération est exacte. Preuve 52000 fr. »

*D.* A quoi se réduit l'opération pour résoudre cette règle ?

*R.* A multiplier le gain commun, par la mise de chaque associé, et diviser le produit par la somme totale des mises, le quotient est la somme qui revient à chaque associé.

*Deuxième exemple.*

*D.* Trois associés ont fait un fonds, qui a produit 27000 francs de grain ; le premier y est pour $\frac{1}{3}$ ; le deuxième $\frac{2}{3}$ et le troisième pour $\frac{3}{4}$ ; quel est le gain de chaque associé ?

*R.* Les personnes qui n'ont pas l'habitude de faire ces sortes de règles, peuvent croire qu'il faut prendre le $\frac{1}{3}$, les $\frac{2}{3}$ et les $\frac{3}{4}$ de la somme, pour avoir la réponse. Il est facile de voir qu'en opérant de cette manière, le dernier associé n'aurait rien, puisque le premier en prenant $\frac{1}{3}$, aurait 9000 francs, et le second en prenant les $\frac{2}{3}$, aurait 18000 francs, ce qui fait la somme totale de 27000 francs.

*D.* Comment faut-il donc opérer pour résoudre cette question ?

*R.* Pour résoudre cette question ou ce problème, il faut multiplier les uns par les autres les dénominateurs de chaque fraction : ainsi en multipliant 3 par 3 dénominateur des fractions $\frac{1}{3}$, $\frac{2}{3}$ on a 9 qui, multiplié par 4 dénominateur de la fraction $\frac{3}{4}$, produit 36 ; comme la fraction du premier associé est $\frac{1}{3}$, on prend le $\frac{1}{3}$ de 36, pour avoir le nouveau numérateur de la fraction du premier associé qui est 12. La fraction du deuxième associé étant $\frac{2}{3}$, on prend les $\frac{2}{3}$ de 36 pour avoir le nouveau numérateur de la fraction du deuxième associé qui est 24 ; enfin la fraction du troisième associé étant $\frac{3}{4}$, on prend les $\frac{3}{4}$ de 36 pour avoir le nouveau numérateur de la fraction du troisième associé qui est 27 ; voici donc les trois numérateurs 1, 2, et 3 transformés en 12, 24 et 27 ; maintenant pour trouver le dénominateur commun on additionne les numérateurs 12, 24, et 27 dont le produit est 63 ; d'après cela, le premier associé doit avoir les $\frac{12}{63}$ du gain, le deuxième associé, les $\frac{24}{63}$ du gain, et le troisième associé les $\frac{27}{63}$ du gain. Maintenant, pour trouver ce qui revient à chaque associé, il faut multiplier la somme du gain, par le numérateur de chaque faction, et on divise par le dénominateur commun : le produit est la réponse ou le quotient ; c'est-à-dire la somme qui revient à chaque associé.

Ainsi, pour le premier associé $x$ francs. $= \dfrac{\text{Numérateurs.} \quad 27000 \times 12 = 324000 \text{ dividende.}}{\text{Dénominateur.} \quad 63 = 63 \text{ divisenr.}}$ *Quotient :* 5142 fr. 85 c. $\frac{45}{63}$.

Ainsi, pour le deuxième associé $x$ francs. $= \dfrac{\text{Numérateurs.} \quad 27000 \times 24 = 648000 \text{ dividende.}}{\text{Dénominateur.} \quad 63 = 63 \text{ diviseur,}}$ *Quotient :* 10285 fr. 71 $\frac{27}{63}$.

Ainsi, pour le troisième associé $x$ francs. $= \dfrac{\text{Numérateurs.} \quad 27000 \times 27 = 729000 \text{ dividende.}}{\text{Dénominateur.} \quad 63 = 63 \text{ diviseur.}}$ *Quotient :* 11571 fr. 42 $\frac{54}{63}$.

Preuve. . 27000 fr. 00 c.»

On voit que la somme des gains partiels est égale à la somme du gain commun, donc l'opération est exacte.

*Troisième exemple.*

*D.* Un fonds a été fait par trois négocians associés, le premier a mis 42000 francs, pour dix mois.
le deuxième a mis 63000 francs, pour douze mois.
le troisième a mis 18000 francs, pour quinze mois.
Ils ont gagné en commun 61000 francs, quel est le gain des associés ?

*R.* Il faut que le gain soit proportionné à la mise de chaque associé pour le temps de son association, ainsi :

Le premier a mis 42000 francs, à multiplier par dix mois temps de son association, ce qui donne 420000 deuxième numérateur de la première fraction.

Le deuxième a mis 63000 à multiplier par douze mois temps de son association, ce qui donne 756000 deuxième numérateur de la deuxième fraction,

Le troisième a mis 18000 fr. à multiplier par quinze mois, temps de son association, ce qui donne 270000 deuxième numérateur de la troisième fraction.

Somme des trois produits communs. . . 1446000 diviseur.

Le premier numérateur de chaque fraction doit être la somme totale du gain; ainsi on a,

Pour le 1er. asssocié
Numérateurs. 61000 × 420000 = 25620000,00 dividende.
$x$ francs. = ——— Quot. : 17717 fr. 84 c. $\frac{536}{1,446}$
Denominateur. 1446,000 = 1446,000 diviseur.

Pour le 2e. associé
Numérateurs. 61000 × 756000 = 46116000,000 divid.
$x$ francs. = ——— *Quot.* : 31892 fr. 11 c. $\frac{804}{1446}$
Dénominateur. 1446000 = 1446,000 diviseur.

Pour le 3e. associé
Numérateurs. 61000 × 270000 = 16470000,000 divid.
$x$ francs. = ——— *Quot.* : 11390 fr. 04 c. $\frac{216}{1446}$
Dénominateur. 1446000 = 1446,000 divis.

Preuve. . . . 61000 fr. » »

On voit que la somme des gains partiels est égale à la somme du gain commun, donc l'opération est exacte.

*D.* A quoi se réduit l'opération, pour résoudre cette règle?

*R.* A multiplier le gain commun, par la somme de chaque associé, et diviser le produit par la somme totale de chaque mise multipliée par le temps de l'assosiation.

## VINGT-UNIÈME LEÇON.

### *Règle de la Tare.*

*D.* Qu'entendez-vous par la règle de la *tare* ?

*R.* J'entends une diminution ou rabais que font les marchands, sur les marchandises gâtées, ou en tonneaux, caisses etc.

*D.* N'y a-t-il pas deux manières de rabattre?

*R.* Oui, les uns rabattent tant pour 100, et les autres tant sur 100, ce qui n'est pas la même chose, comme on le verra par les proportions ci-après. Voici la formule pour la règle de la tare.

1°. quand on rabattra tant pour 100, il faut toujours multiplier la quantité *ort* ( c'est-à-dire avec l'emballage, caisses, tonneaux ect. ) par 100 moins le taux fixé, c'est-à-dire que si l'on rabat 10 pour 100, il faut multiplier la quantité *ort* par 90; si on rabat 12 pour 100, il faut multiplier la quantité *ort* par 88 etc., etc., ce qui donne le dividende; le diviseur est toujours invariable et est 100, ou plus simplement on retranche 2 chiffres sur la droite au dividende, le produit est la réponse.

2°. Quand on rabattra à tant sur 100, il faut au contraire multiplier la quantité *ort* par 100, ou plus simplement ajouter deux zéro, et diviser par 100, plus le taux; c'est-à-dire que si l'on rabat 10 sur 100, il faut diviser par 110, si l'on rabat 12 sur 100, il faut diviser par 112; si l'on rabat 8 sur 100 il faut diviser par 108 ect. ect., le produit sera la réponse.

*D.* Premier cas. A tant pour 100, un marchand achète 40 caisses ou tonneaux de sucre pesant *ort* 50421 kilogrammes, combien doit-il payer de net, en rabattant 12 pour 100?

*R.* Voici la proportion : 100 est à 88, comme 50421 est à $x$; c'est-à-dire, 50421 multiplié par 88, et divisé par 100.

Ainsi :
Numérateurs. 50421 × 88 = 44370,48 dividende.
$x$ francs. = ——— *Rép.* ou *quotient* : 44370 kil., 4 hect., 8 décagr.
Dénominateur. 100 = 1,00 diviseur.

*D.* Deuxième cas. A tant sur 100, un marchand achète 40 caisses ou tonneaux de sucre, pesant *ort* 50421 kilogr. Combien doit-il payer de net, en rabattant 12 sur 100?

*R.* Voici la proportion : 12 est à 100, comme 50421 est à $x$; c'est-à-dire, 50421 multiplié par 100, et divisé par 112.

Ainsi :
Numérateurs. 50421 × 100 = 5042100 dividende.
$x$ francs. = ——— *Rép.* ou *quotient* : 45018 kil., 7 hect. 5 décagr.
Dénominateur. 112 = 112 diviseur.

*D.* Que remarquez-vous d'après les deux cas ci-dessus et les proportions?

*R.* Je remarque qu'il est plus avantageux à celui qui achète de rabattre tant pour 100, que tant sur cent, par la raison qu'en rabattant tant pour 100, il n'a payé que 44370 kilogr., 4 hect. et 8 décagr.; au lieu qu'en rabattant tant sur 100, il aurait dû payer 45018 kilogr., 7 hectogr. et 5 décagr., ce qui fait une différence, au préjudice de l'acheteur, de 648 kilogr., 2 hect. et 7 décagr. sur la quantité de 50421 kilogrammes.

## VINGT-DEUXIÈME LEÇON.

### *Règle du change intérieur.*

*D.* Qu'est-ce que le change intérieur?

*R.* C'est lorsque l'on prend une lettre de change chez un banquier pour faire passer des fonds à une autre ville, et qu'on paye un intérêt à tant pour 100.

*D.* Comment se prend l'intérêt?

*R.* En dehors et en dedans.

*D.* Comment faut-il opérer quand l'intérêt est pris en dehors?

*R.* Toutes les fois que l'intérêt est pris en dehors, il faut toujours multiplier la somme par 100, plus le taux de l'intérêt; c'est-à-dire, que si l'on prend 2 pour 100, il faut multiplier la somme par 102; si l'on prend 4 pour cent, il faut multiplier la somme par 104, etc. Le diviseur est invariable, il est toujours 100, ou plus simplement on retranche 2 chiffres sur la droite au dividende.

*D.* Premier cas. En dehors, une personne de Rouen veut envoyer à une autre personne de Bayonne 21764 francs, elle s'adresse à un banquier de sa ville, pour lui demander une lettre de change de cette somme payable à Bayonne et à vue, moyennant 3 pour 100; combien la personne qui envoie doit-elle compter au banquier l'intérêt de la somme capitale devant être pris en dehors?

*R.* Pour le savoir, on fait la proportion : 100 est à 103, comme 21764 est à $x$, c'est-à-dire, 21764 multiplié par 103 et divisé par 100, ou plus simplement on retranche 2 chiffres sur la droite de l'addition, le produit sera la réponse.

Ainsi : $x$ francs. = $\dfrac{\text{Numérateurs.}\quad 21764 \times 103 = 22416{,}92 \text{ dividende.}}{\text{Dénominateur.}\quad 100 = 1{,}00 \text{ diviseur.}}$ *Rép.* ou *quotient* : 22416 fr. 92 cent.

*D.* Comment doit-on opérer quand l'intérêt est pris en dedans?

*R.* Toutes les fois que l'intérêt est pris en dedans, il faut toujours multiplier la somme principale par 100, et diviser le produit par 100 plus le taux de l'intérêt, c'est-à-dire, que si l'on prend 2 pour 100, il faut diviser par 102; si l'on prend 3 pour cent, il faut diviser par 103, etc.

*D.* Deuxième cas. En dedans, une personne de Rouen veut envoyer à une autre personne de Bayonne 21764 fr. moins les frais, elle s'adresse à un banquier de sa ville pour lui demander une lettre de change de ladite somme payable à Bayonne, moins l'intérêt à 3 pour 100, la personne remet au banquier 21764 francs, mais le banquier déduisant l'intérêt de 3 pour 100, de combien sera la lettre de change que le banquier remettra à la personne qui envoie?

*R.* Pour le savoir, on fait la proportion : 103 est à 21764, comme 100 est à $x$, c'est-à-dire, 21764 multiplié par 100, ou plus simplement on ajoute deux zéro, et on divise par 103.

Ainsi : $x$ francs. = $\dfrac{\text{Numérateurs.}\quad 21764 \times 100 = 2176400 \text{ dividende.}}{\text{Dénominateur.}\quad 103 = 103 \text{ diviseur.}}$ *Rép.* ou *quotient* : 21130 fr. 10 cent.

## VINGT-TROISIÈME LEÇON.

### *Règle de la rente constituée à cinq pour cent, ou au denier vingt.*

*D.* Combien doit-on vendre ou acheter; supposons 251 francs de rente, dont le cours est à 59?

*R.* Pour trouver la valeur de cette rente, on fait la proportion : 5 est à 59, comme 251 est à $x$, c'est-à-dire, 59 multiplié par 251, et le produit divisé par 5.

Ainsi : Numérateurs, $x$ francs. = Dénominateur.

$$x = \frac{251 \times 59 = 14809 \text{ dividende.}}{5 = 5 \text{ diviseur.}}$$

*Rép.* ou *quotient* : 2961 fr. 80 cent.

*Première opération détaillée.*

Rente. . . . . . 251 fr., premier numérateur, multiplicande.
Cours de la rente 59 deuxième numérateur, multiplicateur.

2259
1255

Produit. . 14809 dividende.

Diviseur. 5 taux.

48
30
9
40
0

Quot. 2961 fr. 80 c. valeur de la rente d'après le cours 59.

*D.* Que remarquez-vous d'après l'opération ci-dessus?

*R.* Je remarque que, pour vendre ou acheter une rente, il faut toujours multiplier la rente par le cours, et diviser le produit par 5, le quotient sera la valeur de la rente vendue ou achetée. (*Voyez* la première opération.)

*D.* Comment sait-on à combien pour 100 on place son argent, le cours de la rente étant, supposons, à 59?

*R.* On fait cette proportion : 59 est à 100, comme 5 est à $x$, c'est-à-dire, 100 multiplié par 5, et le produit divisé par 59.

Ainsi : Numérateurs. $x$ francs. = Dénominateur.

$$x = \frac{100 \times 5 = 500 \text{ dividende.}}{59 = 59 \text{ diviseur.}}$$

*Rép.* ou *quotient* : 8 fr. 47 cent. $\frac{22}{59}$.

*Deuxième opération détaillée.*

Premier numérateur 100 multiplicande.
Deuxième numérateur 5 multiplicateur

Produit. . 500 dividende.

Cours 59, diviseur.

Quotient : 8 fr. 47 cent. $\frac{22}{59}$ taux de l'argent placé.

280
440
27

*D.* Que remarquez-vous d'après l'opération ci-dessus?

*R.* Je remarque que, quand on veut savoir à combien pour 100 on place son argent, en connaissant le cours de la rente, il faut toujours multiplier 5 par 100, et diviser par le cours connu, le quotient est le taux pour 100. (*Voyez* la deuxième opération.)

*D.* Pour connaître le cours d'une rente, en supposant le taux particulier 8 fr. 47 cent. $\frac{22}{59}$, comment faut-il opérer?

*R.* On fait la proportion : 8 fr. 47 cent. $\frac{22}{59}$ est à 5, comme 100 est à $x$, c'est-à-dire, 5 multiplié par 100, et divisé par 8 fr. 47 cent. $\frac{22}{59}$.

Ainsi : Numérateurs. $x$ francs. = Dénominateur.

$$x = \frac{5 \times 10000^{(1)} \times 59^{(2)} = 295,0000 \text{ dividende.}}{50000 = 5,0000 \text{ diviseur.}}$$

*Rép.* ou *quotient* : 59 fr. cours de rente.

(1) J'ai porté 2 zéro au numérateur, à cause des deux décimales qu'il y a au taux particulier, attendu que j'ai rendu le taux particulier 100 fois plus grand.

(2) Le troisième numérateur 59 provient de ce que j'ai multiplié 847 par 59, et ajouté 27; j'ai donc rendu 847 dénominateur

*Troisième opération détaillée.*

Premier numérateur 5 premier multiplicande.
Deuxième numérateur 10000 premier multiplicateur.

Premier produit. . . 50000 deuxième multiplicande.
Troisième numérateur 59 deuxième multiplicateur.

450000
250000

Dernier produit. . 295,0000 dividende.
45
0

Diviseur 5.
Quotient 59 fr., cours de la rente.

*D.* Que remarquez-vous d'après l'opération ci-dessus?

*R.* Je remarque que, pour connaître le cours d'une rente, en supposant un cours particulier, il faut toujours multiplier 5 par 100, et diviser par le taux particulier connu; la réponse sera le cours de la rente ( *Voyez* la troisième opération. )

*D.* Si on voulait savoir combien on aurait de rente pour 2961 fr. 80 cent., en supposant le cours à 59, comment faudrait-il opérer?

*R.* On fait la proportion: 59 est à 5, comme 2961 fr. 80 cent. est à $x$, c'est-à-dire, 2961 fr. 80 cent. multiplié par 5, et divisé par 59.

Ainsi; $x$ francs. $= \dfrac{\text{Numérateurs, } 2961{,}8 \times 5 = 14809{,}0 \text{ dividende.}}{\text{Dénominateurs. } 10 \times 59 = 59{,}0 \text{ diviseur.}}$ *Rép.* ou *quotient :* 251 fr. de rente.

*Quatrième opération détaillée.*

Capital. . 2961 fr. 80 cent., premier numérateur, multiplicande.
Taux. . . . 5 deuxième numérateur, multiplicateur.

Produit. . . 14809,00 dividende.
300
59
0

Diviseur. . 59.
Quotient. . 251 fr. de rente.

*D.* Que remarquez-vous d'après l'opération ci-dessus?

*R.* Je remarque que, quand on voudra savoir combien on aura de rente pour une somme quelconque, on multipliera toujours la somme par 5, et on divisera le produit par le cours de la rente; la réponse sera la rente qu'on aura ( *Voyez* la quatrième opération. )

*D.* Comment peut-on savoir quel est le principal d'une rente de 251 francs?

*R.* Pour le savoir, il faut multiplier la rente par le denier 20, le produit sera le principal demandé.

---

59 fois plus grand, et j'ai dû, pour l'indiquer, porter 59 au numérateur; ainsi, 59 multiplié par 5 donne 295, j'ai retranché les 2 zéro par une virgule au dividende, et annulé les 4 zéro au diviseur 5. Par cette marche, on évite les parties aliquotes. ( *Voyez* le nota de la page 37. )

*Cinquième opération détaillée.*

| | | |
|---|---|---|
| Rente. . . | 251 fr., | multiplicande. |
| Denier. . | 20 | multiplicateur, |

Produit. . 5020 fr., ainsi 5020 fr. font le principal de 251 francs.

*D.* Que remarquez-vous d'après l'opération ci-dessus?

*R.* Je remarque que, pour savoir quel est le principal d'une rente, il faut toujours multiplier la rente par le denier 20; le produit sera le principal demandé.

## VINGT-QUATRIÈME LEÇON.

### *Règle d'alliage.*

*D.* Qu'est-ce que la règle d'alliage?

*R.* 1°. C'est une règle qui sert à trouver la valeur moyenne de plusieurs quantités de différentes valeurs; 2°. la partie qu'on doit prendre de chaque quantité pour composer un mélange d'une valeur moyenne déterminée.

*D.* Premier cas. Je suppose qu'on a mêlé ensemble 100 bouteilles de vin; savoir : 23 bouteilles à 75 centimes l'une; 27 bouteilles à 80 centimes l'une, et 50 bouteilles à 90 centimes l'une, quelle opération faut-il faire pour trouver le prix moyen de la bouteille de vin?

*R.* Il faut poser ainsi la règle; savoir :

*Première opération dans le premier cas.*

| Quantités. | Valeur. | Produits. |
|---|---|---|
| 23 bouteilles à. . . . . | 75 centimes, font. . . . . | 17 fr. 25 cent. |
| 27 bouteilles à. . . . . | 80 centimes, font. . . . . | 21 fr. 60 cent. |
| 50 bouteilles à. . . . . | 90 centimes, font. . . . . | 45 fr. » |
| Total des quantités. 100 bouteilles, diviseur. | Total des produits. | 83 fr. 85 cent., dividende. |

Ainsi : $x$ francs. = $\frac{\text{Numérateur. } 8385 \text{ dividende.}}{\text{Dénominateur. } 10000 \text{ diviseur.}}$ *Rép.* ou *quotient* : 83 cent. $\frac{85}{100}$ de centime la bouteille.

J'ai ajouté deux zéro au dénominateur diviseur, à cause des deux décimales qui se trouvent au total des produits.

*D.* Que voyez-vous par l'opération ci-dessus?

*R.* Je vois que, pour résoudre les questions dans le premier cas, il faut toujours multiplier chaque quantité par sa valeur, ce qui donne le produit; le total des quantités est le diviseur, et le total donne le quotient, ou la valeur moyenne que l'on cherche.

*D.* Premier cas. Quel sera le titre moyen après le mélange de deux lingots d'or; savoir : un de 5 kilogrammes au titre de 947 millièmes (titre nouveau), et l'autre de 7 kilogrammes au titre de 882 millièmes?

*R.* Pour résoudre la question, je dispose ma règle comme je l'ai fait par la première opération.

*Deuxième opération dans le premier cas.*

| Quantités. | Valeur. | Produits. |
|---|---|---|
| 5 kilogr. au titre nouveau de. . | 947 milliém., font. . . | 4735 |
| 7 kilogr. au titre de. . . . . . | 882 *id.* font. . . | 6174 |
| Total des quantités. . 12 kilogr., diviseur. | Total des produits. | . 10909 dividende. |

Ainsi : $x$ titre. = $\frac{\text{Numérateur, } 10909}{\text{Dénominateur, } 12}$ *Rép.* ou *quotient :* $909 \frac{1}{12}$ titre moyen.

J'ai donc dû, pour trouver le titre moyen demandé, diviser 10909 par 12; ainsi le titre moyen après le mélange est de 909 millièmes $\frac{1}{12}$.

*D.* Deuxième cas. Quelle partie doit-on prendre de chaque lingot d'or ou d'argent, l'un au titre de $\frac{890}{1000}$, pesant 890 grammes, et l'autre au titre de $\frac{984}{1000}$, pesant 984 grammes, pour composer un lingot au titre de $\frac{921}{1000}$, pesant 921 grammes?

*R.* Pour résoudre le problème, je cherche l'excès qu'il y a de $\frac{984}{1000}$ sur $\frac{890}{1000}$, c'est-à-dire, que $\frac{984}{1000}$ moins $\frac{890}{1000}$ donne pour différence $\frac{94}{1000}$; c'est cette différence qui est le dénominateur commun des deux fractions $\frac{984}{1000}$ et $\frac{890}{1000}$. Pour trouver le premier numérateur, il faut voir l'excès de $\frac{984}{1000}$ sur $\frac{921}{1000}$, c'est-à-dire, que $\frac{984}{1000}$ moins $\frac{921}{1000}$ donne $\frac{63}{1000}$ de différence; c'est cette différence qui est le numérateur de la fraction $\frac{984}{1000}$, qui devient $\frac{63}{94}$. Pour trouver le deuxième numérateur, il faut voir la différence ou l'excès qu'il y a de $\frac{921}{1000}$ sur $\frac{890}{1000}$, c'est-à-dire, que $\frac{921}{1000}$ moins $\frac{890}{1000}$, donne $\frac{31}{1000}$ de différence; c'est cette différence qui est le numérateur de la fraction $\frac{890}{1000}$ qui devient $\frac{31}{94}$; donc qu'il faut prendre les $\frac{63}{94}$ du lingot au titre de $\frac{890}{1000}$, et les $\frac{31}{94}$ de celui au titre de $\frac{984}{1000}$, ou bien prendre 6 hectogr., 7 décagr., 0 gramm., 2 décigr. $\frac{12}{94}$ du lingot au titre de $\frac{890}{1000}$ pesant 890 grammes; et 3 hectogr., 2 décigr., 9 gramm., 7 décigr. $\frac{82}{94}$ de celui au titre de $\frac{984}{1000}$ pesant 984 grammes. On doit prendre d'autant plus de chaque lingot, que son titre diffère moins du titre moyen.

*D.* Deuxième cas. Un kilogramme de plomb coûte 1 fr. 10 cent., et 1 kilogr. d'étain coûte 1 fr. 80 cent., quelle partie faut-il prendre du kilogr. de plomb et du kilogr. d'étain, pour composer un kilogr. de mélange coûtant 1 fr. 50 cent.?

*R.* Pour résoudre le problème, on cherche l'excès qu'il y a de 1 fr. 80 cent. sur 1 fr. 10 c., c'est-à-dire, que de 1 fr. 80 cent. à 1 fr. 10, il y a 70 c. de différence; c'est cette différence qui est le dénominat. commun des deux fractions. Pour trouver le numérateur de la première fraction, il faut voir la différence ou l'excès de 1 fr. 80 cent. sur 1 fr. 50 cent., c'est-à-dire, que de 1 fr. 80 cent. à 1 fr. 50 cent., il y a 30 cent. de différence; c'est cette différence qui doit être le numérateur de la première fraction; ainsi la première fraction est donc $\frac{30}{70}$, ou plus simplement $\frac{3}{7}$, en retranchant le zéro du numérateur et du dénominateur. Pour avoir le numérateur de la deuxième fraction, il faut voir la différence qu'il y a de 1 fr. 50 cent. à 1 fr. 10 cent., c'est-à-dire, que de 1 fr. 50 cent. à 1 fr. 10 cent., il y a 40 cent. de différence; c'est cette différence qui doit être le numérateur de la seconde fraction qui est $\frac{40}{70}$, ou plus simplement $\frac{4}{7}$ en retranchant le zéro du numérateur et du dénominateur: ainsi il faut prendre les $\frac{3}{7}$ du kilogr. de plomb, et les $\frac{4}{7}$ du kilogr. d'étain, ou bien 4 hect., 2 décagr., 8 gramm., 6 décigr. du kilogr. de plomb, et 5 hect., 7 décagr., 1 gramm., 4 décigr. du kilogr. d'étain.

## VINGT-CINQUIÈME LEÇON.

### *Règle pour trouver la valeur en francs d'un lingot ou d'une pièce d'or d'après le poids et le titre.*

*D.* Que vaut le kilogr. ou 1000 grammes d'or fin, c'est-à-dire, au titre de 1000 millièmes sans alliage, et sans déduction de fabrication?

*R.* Il vaut 3444 fr. 44 cent., sans déduction de fabrication.

*D.* Combien vaut le kilogr. d'or fin, avec déduction de fabrication?

*R.* Il vaut 3434 fr. 44 cent., ce qui donne 10 fr. par kilogr, pour frais de fabrication.

*D.* Premier cas. Quelle est la valeur en francs d'une pièce d'or dont le poids est de 8 grammes, 4 décigr., 5 centigr. et 5 milligr, ou 8 gramm. 455 millièmes, le titre de la pièce étant de 941 millièmes de titre, c'est-à-dire, qu'elle contient 59 millièmes d'alliage?

*R.* Pour résoudre la question, je dis, 1°. si pour 1 kilogr. ou 1000 grammes d'or fin avec déduction de fabrication, j'ai 3434 fr. 44 cent., il est évident que j'aurai moins pour 8 gramm. 455 milligr. : ainsi $\frac{8455}{1000000}$; 2°. si le titre de 1000 millièmes donne 3434 fr. 44 cent., il est clair que le titre de 941 millièmes donnera moins, ainsi $\frac{941}{1000}$. Donc :

francs. c. grammes. titre.

Numérateurs. 3434,44 × 8455 × 941 = 27,3249369782o divid.
x francs. = ———————————————————— *Rép.* ou *quotient :* 27 fr. 32 cent.
Dénominateurs. 100 × 1000000 × 1000 = 1,0000000000 diviseur.

*Première opération détaillée.*

Valeur du kilogr. d'or fin, avec déduction de fabrication. . 3434 fr. 44 cent., premier numérat., premier multiplic[e].
Poids de la pièce. . . . 8455 deuxième numérat., premier multiplic.

1717220
1717220
1373776
2747552

Premier produit. . . 2903819020 deuxième multiplicande.
Titre de la pièce. . . 941 troisième numérateur, deuxième multiplicat.

2903819020
11615276080
26134371180

Diviseur, 1,0000000000 Dernier produit. . 27,3249369782o dividende.

Quotient. 27 fr. 32 cent.

J'ai retranché sur la droite du dividende autant de chiffres qu'il y a de zéro au diviseur, attendu que zéro ne divise pas; le quotient est donc 27 fr. 32 cent., or fin avec déduction de fabrication, pour la valeur de la pièce d'après le poids et le titre (les chiffres restant ne sont d'aucune valeur).

*D.* Premier cas. Quelle est la valeur en francs d'une pièce d'or dont le poids est de 4 grammes, 1 décigr., 9 centigr. et 5 milligr., ou 4 gr. 195 milligr., le titre de la pièce étant de 940 millièmes?

*R.* Pour résoudre la question, je dis 1°. si pour 1 kilogr. ou 1000 grammes j'ai 3434 fr. 44 cent. d'or fin avec déduction de fabrication, il est évident que j'aurai moins pour 4 grammes 195 milligr., ainsi $\frac{4195}{1000000}$; 2°. si le titre de 1000 millièmes donne 3434 fr. 44 cent., il est clair que le titre de 940 millièmes donnera moins, ainsi $\frac{940}{1000}$. Donc :

francs. c. grammes. titre.

Numérateurs 3434,44 × 4195 × 940 = 13,543027252oo dividende.
x francs. = ———————————————————— *Rép.* ou *quotient* : 13 fr. 54 cent.
Dénominateurs, 100 × 1000000 × 1000 = 1,0000000000 diviseur.

*Deuxième opération détaillée.*

Valeur du kilogr. d'or fin avec déduction de fabrication 3434 fr. 44 cent., premier numérateur, premier multiplic[e].
Poids de la pièce. . . . 4195 deuxième numérat., premier multiplicateur.

1373776
34344
30909
1717

Premier produit. . . 1440747 deuxième multiplicande.
Titre de la pièce. . . 940 troisième numérat., deuxième multiplicateur.

12966723
576299

Dernier produit. . . 13,543022 *R.* 13 fr. 54 cent.

Ainsi, d'après le poids et le titre de la pièce, elle vaut 13 fr. 54 cent. (1), or fin avec déduction de fabrication.

*D.* Que remarquez-vous par les deux opérations du premier cas?

*R.* Je remarque qu'il n'y a que deux multiplications à faire, pour résoudre toutes les questions du premier cas, c'est de multiplier la valeur du kilogramme d'or fin 3434 fr. 44 cent. par le poids de la pièce ou du lingot, et le produit par le titre; le deuxième produit sera la réponse, après avoir retranché, savoir : 11 chiffres sur la droite du produit, s'il y a des millièmes de grammes aux grammes, 10 seulement s'il n'y a que des centaines de grammes, 9 seulement s'il n'y a que des dixièmes de grammes, mais toujours 8 s'il n'y a que des grammes seulement. Il y aura toujours 2 zéro au-dessous de la valeur du kilogr., 3 zéro au-dessous des grammes sans fraction de grammes, et 3 zéro au-dessous des millièmes. (*Voyez* les deux opérations précédentes, et la position de la règle.) Toutes les réponses ou quotiens seront des valeurs d'or fin.

*D.* Deuxième cas. Quelle est la valeur en francs d'un lingot d'or du poids de 2 kilogrammes ou de 2000 grammes, le titre de la pièce étant de 500 millièmes?

*R.* Pour résoudre la question, je dis : 1°. si pour 1000 grammes j'ai 3434 fr. 44 cent., il est évident que pour 2000 grammes j'aurai davantage, ainsi $\frac{2000}{1000}$; 2°. si pour 1000 millièmes de titre j'ai 3434 fr. 44 cent., il est clair que j'aurai moins pour 500 millièmes, ainsi $\frac{500}{1000}$. Donc :

| | francs. c. | | grammes. | | titre. | | | |
|---|---|---|---|---|---|---|---|---|
| Numérateurs. | 3434,44 | × | 2000 | × | 500 | = | 3434,44000000 dividende. | |
| *x* francs. = | | | | | | | | *Rép.* ou *quotient* : 3434 fr. 44 cent. |
| Dénominateurs. | 100 | × | 1000 | × | 1000 | = | 1,00000000 diviseur. | |

*Première opération détaillée.*

Valeur du kilogr. d'or fin 3434 fr. 44 cent., premier numérateur, premier multiplicande.
Poids du lingot 2000 deuxième numérateur, premier multiplicateur.

Premier produit. . 6868880oo deuxième multiplicande.
Titre du lingot. . 500 troisième numérateur, deuxième multiplicateur.

Dernier produit. 3434,44000000 dividende.

Diviseur. 1,00000000

Quotient. 3434 fr. 44 cent.

J'ai retranché sur la droite du dividende 8 chiffres, même nombre de zéro qu'il y a au diviseur. Ainsi la valeur de la pièce, d'après son poids et son titre, vaut 3434 fr. 44 cent., or fin avec déduction de fabrication.

*D.* Deuxième cas. Quelle est la valeur en francs d'un lingot d'or du poids de 3 kilogr. 525 grammes, le titre étant de 879 millièmes?

*R.* Pour résoudre la question, je dis : 1°. si, pour 1 kilogramme ou 1000 grammes, j'ai 3434 fr. 44 cent., il est évident que pour 3 kilogr. 525 grammes, ou 3525 grammes, j'aurai d'avantage, ainsi $\frac{3525}{1000}$; 2°. si, pour 1000 millièmes de titre, j'ai 3434 fr. 44 cent., il est clair que pour 879 j'aurai moins, ainsi $\frac{879}{1000}$. Donc :

| | francs. c. | | grammes. | | titre. | | | |
|---|---|---|---|---|---|---|---|---|
| Numérateurs. | 3434,44 | × | 3525 | × | 879 | = | 10641,52647900 dividende. | |
| *x* francs. = | | | | | | | | *Rép.* ou *quotient* : 10641 fr. 53 c. |
| Dénominateurs. | 100 | × | 1000 | × | 1000 | = | 1,00000000 diviseur. | |

(1) *Voyez* page 10, comment on multiplie de cette manière.

*Deuxième opération détaillée.*

```
Valeur du kilogramme or fin  3434 fr. 44 cent., premier numérateur, premier multiplicande.
        Poids du lingot        3525        deuxième numérateur, premier multiplicateur.
                             -------
                             1717220
                             686888
                            1717220
                            1030332
                            ----------
       Premier produit. .   1210640100  deuxième multiplicande,
       Titre du lingot. .          879  troisième numérateur, deuxième multiplicateur.
                           ------------
                            10895760900
                            8474480700
                           9685120800
                           ------------
  Dernier produit. . .  10641,52647900  dividende.
```

Diviseur. 1,00000000
Quotient. 10641 fr. 53 cent.

J'ai retranché 8 chiffres sur la droite du dividende, même nombre de zéro qu'il y a au diviseur, ainsi le lingot vaut, d'après son poids et son titre, 10641 fr. 53 cent., or fin avec déduction de fabrication.

*D.* Quelle est la règle générale pour résoudre les questions du deuxième cas, lorsque les lingots pèsent plus d'un kilogramme?

*R.* Il n'y a jamais que deux multiplications à faire, c'est de multiplier la valeur du kilogramme d'or fin 3434 fr. 44 cent. par le poids du lingot d'or, et le produit par le titre du lingot, la division se trouvant faite en retranchant seulement sur la droite du produit 8 chiffres (les deux chiffres après la virgule sont des centimes), le premier dénominateur étant toujours de deux zéro à cause des deux décimales qu'il y a au premier numérateur; le deuxième dénominateur étant de 3 zéro, le poids du lingot devant toujours être représenté en grammes, et le troisième dénominateur étant aussi toujours de 3 zéro, le titre étant toujours exprimé en millièmes (*Voyez* les deux opérations du deuxième cas). Toutes les réponses ou quotiens seront des valeurs d'or fin.

## VINGT-SIXIÈME LEÇON.

### *Règle pour trouver la valeur en francs d'un lingot ou pièce d'argent d'après le poids et le titre.*

*D.* Que vaut le kilogramme d'argent fin, c'est-à-dire, au titre de 1000 millièmes sans alliage et sans déduction de fabrication?

*R.* Il vaut 222 fr. 22 cent. sans déduction de fabrication.

*D.* Combien vaut le kilogramme d'argent fin avec déduction de fabrication?

*R.* Il vaut 218 fr. 89 cent., ce qui donne 3 fr. 33 cent. par kilogramme pour frais de fabrication.

*D.* Premier cas. Quelle est la valeur en francs d'une pièce d'argent du poids de 27 grammes 355 milligrammes, le titre de ladite pièce étant de 875 millièmes?

*R.* Pour résoudre la question, je dis : 1°. que, si pour 1 kilogramme ou 1000 grammes d'argent fin j'ai 218 fr. 89 c., il est clair que j'aurai moins pour 27 grammes 355 milligrammes, ainsi $\frac{27355}{1000000}$; 2°. si le titre de 1000 millièmes donne 218 fr. 89 cent., il est évident que j'aurai moins pour 875 millièmes, ainsi $\frac{875}{1000}$. Donc :

| | francs. c. | | gramm. | | titre. | | |
|---|---|---|---|---|---|---|---|
| Numérateurs. | 218,89 | × | 27355 | × | 875 | = | 5,23916895625 dividende. |
| *x* francs. = | | | | | | | *R.* ou *quotient* : 5 fr. 24 c. |
| Dénominateurs. | 100 | × | 1000000 | × | 1000 | = | 1,00000000000 diviseur. |

*Première opération détaillée.*

Valeur du kilogramme d'argent 218 fr. 89 cent, premier multiplicande, premier numérateur.
Poids de la pièce 27,355 deuxième numérateur, premier multiplicateur.

109445
109445
65667
153223
43778

Premier produit. . 598773595 deuxième multiplicande.
Titre de la pièce. . 875 troisième numérateur, deuxième multiplicateur.

2993867975
4191415165
4790188760

Dernier produit. . . 5,23916895625 dividende.

Diviseur. 1,00000000000

Quotient. 5 fr. 24 cent.

J'ai retranché 11 chiffres sur la droite du dividende, même nombre de zéro qu'il y a au diviseur, ainsi la pièce, d'après son poids et son titre, vaut 5 fr. 24 cent., argent fin avec déduction de fabrication.

*D.* N'y a-t-il pas une règle générale pour résoudre les questions du premier cas, quand la pièce ou le lingot d'argent ne pèse pas 1 kilogramme?

*R.* Oui, il n'y a jamais que deux multiplications à faire, c'est de multiplier la valeur du kilogramme d'argent fin 218 fr. 89 cent., par le poids du lingot ou de la pièce d'argent; et le produit par le titre du lingot ou de la pièce, la division se trouvant toute faite en retranchant seulement autant de zéro sur la droite du produit qu'il y aura de zéro pour dénominateur; les deux chiffres après la virgule sont des centimes. Il y aura toujours deux zéro au premier dénominateur, à cause des deux décimales qu'il y a au premier numérateur qui sera toujours la valeur du kilogr. d'argent fin, il y aura 6 zéro au deuxième numérateur, qui sera toujours le poids du lingot ou de la pièce; il n'y aura que 5 zéro s'il n'y a que des centièmes de gramme, que 4 zéro s'il n'y a que des dixièmes de gramme, mais toujours 3, le poids devant être exprimé en grammes, et enfin il y aura toujours 3 zéro au troisième dénominateur, le titre étant toujours exprimé en millièmes (*Voyez* l'opération du premier cas). Toutes les réponses ou quotiens seront des valeurs d'argent fin, avec déduction de fabrication.

*D.* Deuxième cas. Quelle est la valeur d'un lingot d'argent du poids de 2000 grammes ou de 2 kilogrammes, le titre dudit lingot étant de 500 millièmes?

*R.* Pour résoudre la question, je dirai : 1°. si pour 1000 grammes j'ai 218 fr. 89 cent., il est clair que pour 2000 grammes j'aurai d'avantage, ainsi : $\frac{2000}{1000}$; 2°. si pour 1000 millièmes de titre j'ai 218 fr. 89 cent., il est évident que pour 500 millièmes j'aurai moins, ainsi : $\frac{500}{1000}$. Donc :

| | fr. c. | | poids. | | titre. | | |
|---|---|---|---|---|---|---|---|
| Numérateurs. | 218,89 | × | 2000 | × | 500 | = | 218,89000000 divid. |
| *x* francs. | | | | | | | *Quot.* : 218 fr. 89 cent., argent fin avec déduction de fabrication. |
| Dénominat. | 100 | × | 1000 | × | 1000 | = | 1,00000000 divis. |

*Première opération détaillée.*

Valeur du kilogramme d'argent fin 218 fr. 89 cent., premier numérateur, premier multiplicande.
Poids du lingot 2000 deuxième numérateur, premier multiplicateur.

Premier produit 43778000 deuxième multiplicande.
Titre du lingot 500 troisième numérateur, deuxième multiplicateur.

Dernier produit 218,89000000 dividende.

Diviseur. 1,00000000

Quotient. 218 fr. 89 cent.

J'ai retranché 8 chiffres sur la droite du dividende, même nombre de zéro qu'il y a au diviseur; ainsi le lingot, d'après le poids et le titre, vaut 218 fr. 89 cent. argent fin, avec déduction de fabrication.

*D.* N'y a-t-il pas une règle générale pour résoudre les questions du deuxième cas, quand les lingots pèsent plus d'un kilogramme?

*R.* Oui, il n'y a jamais que deux multiplications à faire, c'est de multiplier la valeur du kilogramme d'argent fin 218 fr. 89 cent. par le poids du lingot d'argent, et le produit par le titre du lingot, la division se trouvant faite, en retranchant seulement sur la droite du dividende ou du produit 8 chiffres (les deux chiffres après la virgule sont des centimes); le premier dénominateur étant toujours de 2 zéro, à cause des deux décimales qu'il y a au kilogr. d'argent fin; le deuxième dénominateur sera de 3 zéro, le poids du lingot étant toujours représenté en grammes; et le troisième dénominateur étant aussi toujours de 3 zéro, le titre étant toujours exprimé en millièmes (*Voyez* l'opération du deuxième cas). Toutes les réponses ou quotiens sont des valeurs d'argent fin avec déduction de fabrication.

## VINGT-SEPTIÈME LEÇON.

### *Rapport du titre ancien au titre nouveau pour l'or.*

*D.* Comment exprimait-on le titre des anciennes monnaies d'or et des bijoux?

*R.* Par carat et fraction de carat, qui était le nom du poids qui exprimait le titre de la perfection de l'or; on distinguait le *carat de fin*, le *carat de prix* et le *carat de poids* : 24 carats étaient le titre de l'or fin.

*D.* En combien de parties se divisait le carat?

*R.* En trente-deux parties; on disait telle pièce ou bijou d'or est au titre de 18 carats $\frac{15}{32}$ de carat, de 21 carats $\frac{30}{32}$ de carat, de 19 carats $\frac{21}{32}$ de carat, etc., etc.

*D.* D'après le nouveau système monétaire français, comment exprime-t-on le titre des monnaies et des bijoux d'or?

*R.* En millièmes; 1000 millièmes sont le titre de l'or fin : ainsi une pièce ou un bijou d'or au titre de 875 millièmes, a donc 125 millièmes d'alliage, différence qu'il y a de 875 à 1000.

#### *Conversions des carats et fractions en millièmes.*

*D.* Comment convertirez-vous les carats *titre ancien*, en millièmes *titre nouveau*?

N°. 1. *R.* Pour convertir les carats titre ancien en millièmes titre nouveau, il faut multiplier le nombre invariable 41,66667, par le nombre de carats titre ancien, qu'on veut convertir en millièmes titre nouveau; le produit de la multiplication et de l'addition sera des millièmes titre nouveau, après avoir retranché par une virgule, sur la droite du produit, 5 chiffres : les deux chiffres après la virgule seront des centièmes de millièmes titre nouveau.

*D.* Comment convertirez-vous les fractions de trente-deuxième de carat, en millièmes titre nouveau?

N°. 2. *R.* Pour convertir les fractions de trente-deuxième de carat titre ancien, en millièmes titre nouveau, il faut multiplier le nombre invariable 1,30208 par le numérateur de la fraction trente-deuxième de carat; le produit sera des millièmes titre nouveau, après avoir retranché par une virgule 5 chiffres sur la droite au produit de la multiplication et de l'addition : les deux chiffres après la virgule seront des centièmes de millièmes titre nouveau.

*D.* Comment convertirez-vous les millièmes et centièmes de millièmes titre nouveau, en carats et fractions de carat titre ancien?

N°. 3: *R.* Pour convertir les millièmes et centièmes titre nouveau en carats et fraction de carat titre ancien, il faut multiplier le nombre invariable 0,024 par les millièmes et centièmes titre nouveau, le produit de la multiplication et de l'addition sera des carats et fraction de carat titre ancien, après avoir retranché 3 chiffres sur la droite par une virgule au produit de l'addition ; s'il y a des centièmes de millièmes, on retranchera toujours 5 chiffres ; le produit sera des carats et fraction de carat titre ancien.

*D.* Quel est le titre nouveau d'une pièce ou d'un lingot d'or au titre de 22 carat $\frac{17}{32}$ de carat?

*R.* Pour le savoir, il faut convertir 1°. les 22 carats titre ancien en millièmes titre nouveau, en les multipliant par le nombre invariable 41,66667 du N°. 1er. des conversions ; après avoir retranché 5 chiffres sur la droite, ainsi qu'il est prescrit, on a des millièmes titre nouveau ; 2°. on convertit également les $\frac{17}{32}$ de carat titre ancien en millièmes titre nouveau, en les multipliant par le nombre invariable 1,30208 du N°. 2 des conversions ; après avoir retranché 5 chiffres sur la droite, ainsi qu'il est prescrit, on a des millièmes titre nouveau : ensuite on additionne les deux produits, et l'on a le titre nouveau de la pièce ou lingot d'or au titre ancien de 22 carats $\frac{17}{32}$.

*Opération détaillée.*

Le nombre invariable pour convertir les carats titre ancien en mill. titre nouv., est 41,66667 (N°. 1er. des conversions).
Le nombre de carats titre ancien, à convertir en millièmes titre nouveau, est. . 22 carats.

8333334
8333334

Premier produit des 22 carats titre ancien, convertis en millièmes titre nouveau 916,66674 = 916 mill. 67 centiém.

Le nombre invariable pour convertir les 32e. de carat tit. ancien, en mill. tit. nouv., 1,30208 (N°. 2 des conversions).
La fraction de carat titre ancien, à convertir en millièmes titre nouveau, est $\frac{17}{32}$. Ci. 17 trente-deuxièmes.

911456
130208

2e. produit des 17 trente-deuxièmes de carat titre ancien, convertis en mill. tit. nouv. 22,13536 = 22 mill. 14 centiém.

Ainsi :

Le produit de la 1re. conversion donne pour les 22 carats titre ancien 916 mill. 67 centièmes de millièmes.
Le prod. de la 2e. convers. donne pour les 17 trente-deuxième de carat 22 14 *id.*

Le titre nouv. de la pièce ou du lingot d'or au tit. anc. de 22 carat $\frac{17}{32}$, est de 938 mill. 81 centièmes.

Pour savoir ce que ce lingot ou pièce d'or vaut en francs or fin avec déduction de fabrication, on le pèse et on exprime son poids en grammes, et on opère comme il est indiqué page 51 (*Voyez* les questions).

*D.* Voulez-vous bien faire la preuve de l'opération ci-dessus, pour nous démontrer que les 938 millièmes 81 centièmes de millièmes titre nouveau, valent bien les 22 carats $\frac{17}{32}$ de carat titre ancien ?

*R.* Pour cela, il faut convertir les millièmes et centièmes de millièmes titre nouveau, en carats et fraction de carat ; il faut donc multiplier le nombre invariable 0,024 (N°. 3 des conversions) par les millièmes et centièmes de millièmes titre nouveau ; le nombre invariable, pour convertir les millièmes et fraction titre nouveau en carats et fraction de carat, est. . . . . . . . . . . . . . . . . . . . . . . . . . . . . . . . . . . . . . . . . . . . . . . . 0,024 (N°. 3 des convers.).

Le titre nouveau que nous avons trouvé est. . . 938,81

|  |
|---:|
| 24 |
| 192 |
| 192 |
| 72 |
| 216 |

Prod. des 938 mill. 81 cent. titre nouv., en carats et fract. de carat titre anc., est de. . . 22,53144 = 22 carats $\frac{17}{32}$.

J'ai retranché 5 chiffres au produit, même nombre de décimales qu'il y a au multiplicande et au multiplicateur, ainsi les 938 millièmes 81 centièmes de millièmes titre nouveau, valent bien 22 carats $\frac{17}{32}$ titre ancien, les 53 centièmes représentant $\frac{17}{32}$, comme on peut s'en convaincre en divisant 17 par 32.

*Nota.* L'or est considéré fin, lorsqu'il ne contient pas plus de 5 millièmes d'alliage (Loi du 19 brumaire an 6, article 118). Ainsi, une pièce ou lingot d'or au titre de 996 millièmes, est réputée or fin.

## VINGT-HUITIÈME LEÇON.

### *Rapport du titre ancien au titre nouveau pour l'argent.*

*D.* Comment exprimait-on le titre des anciennes monnaies et bijoux d'argent?

*R.* Par deniers, poids de 24 grains: 12 deniers étaient le titre de l'argent fin.

*D.* En combien de parties se divisait le denier?

*R.* En vingt-quatre parties, on disait telle pièce ou bijou d'argent est au titre de 10 deniers 19 grains, de 9 deniers 22 grains, etc., etc.

*D.* D'après le nouveau système monétaire français, comment exprime-t-on le titre des monnaies et bijoux d'argent?

*R.* Comme l'or, en millièmes, 1000 millièmes sont le titre de l'argent fin; ainsi une pièce ou bijou d'argent, qui est au titre de 875 millièmes, a 125 millièmes d'alliage; différence qu'il y a de 875 à 1000.

#### *Conversions des deniers et grains en millièmes.*

*D.* Comment convertirez-vous les deniers *titre ancien*, en millièmes *titre nouveau?*

N°. 1. *R.* Pour convertir les deniers titre ancien, en millièmes titre nouveau, il faut multiplier le nombre invariable 83,33334 par les deniers titre ancien, le produit de la multiplication et de l'addition sera des millièmes titre nouveau, après avoir retranché 5 chiffres sur la droite par une virgule au produit: les deux chiffres après la virgule seront des centièmes de millièmes.

*D.* Comment convertirez-vous les grains *titre ancien*, en millièmes *titre nouveau?*

N°. 2. *R.* Pour convertir les grains titre ancien, en millièmes titre nouveau, il faut multiplier le nombre invariable 3,47222 par les grains titre ancien, le produit sera des millièmes titre nouveau, après avoir retranché au produit de la multiplication et de l'addition 5 chiffres sur la droite: les deux chiffres après la virgule seront des centièmes de millièmes.

*D.* Comment convertirez-vous les millièmes et centièmes de millièmes titre nouveau, en deniers titre ancien?

N°. 3. *R.* Pour convertir les millièmes et centièmes de millièmes titre nouveau, en deniers titre ancien, il faut multiplier le nombre invariable 0,012 par les millièmes et centièmes de millièmes titre nouveau, le produit de la multiplication et de l'addition sera des deniers titre ancien, après avoir retranché au produit 3 chiffres sur la droite par une virgule, plus 2 chiffres s'il y a des centièmes de millièmes au titre nouveau à convertir.

*D.* Comment convertirez-vous les millièmes et centièmes de millièmes titre nouveau, en grains titre ancien?

N°. 4. *R.* Pour convertir les millièmes et centièmes de millièmes titre nouveau, en grains titre ancien, il faut multiplier le nombre invariable 0,288 par les millièmes et centièmes de millièmes; le produit de la multiplication et de l'addition sera des grains titre ancien, après avoir retranché sur la droite du produit 3 chiffres par une virgule, plus 2 chiffres s'il y a des centièmes aux millièmes titre nouveau à convertir.

*D.* Quel est le titre nouveau d'une pièce ou d'un lingot d'argent, au titre de 10 deniers 19 grains?

*R.* Pour le savoir, il faut convertir 1°. les deniers titre ancien, en millièmes titre nouveau, en multipliant les deniers titre ancien par le nombre invariable 83,33334 (N°. 1er. des conversions), après avoir retranché au produit de la multiplication et de l'addition, 5 chiffres sur la droite par une virgule, le produit sera des millièmes titre nouveau: les 2 chiffres après la virgule seront des centièmes et millièmes titre nouveau.

2°. On convertit ensuite les grains titre ancien, en millièmes titre nouveau, en multipliant le nombre invariable 3,47222 (N°. 2 des conversions) par les grains titre ancien à convertir en millièmes titre nouveau; le produit sera des millièmes titre nouveau, après avoir retranché 5 chiffres sur la droite du produit de la multiplication et de l'addition: les deux chiffres après la virgule seront des centièmes de millièmes titre nouveau.

*Opération détaillée.*

Le nombre invariable pour convertir les deniers titre ancien, en mill. titre nouveau, est 83,33334
Le nombre de deniers titre ancien à convertir en millièmes titre nouveau, est de. . 10 deniers.

Premier produit des 10 deniers convertis en millièmes. . . . 833,33340 = 833 mill. 33 cent.

Le nombre invariable pour convertir les grains titre ancien, en mill. titre nouv., est 3,47222
Le nombre de grains titre ancien à convertir en millièmes titre nouveau, est de. . 19 grains.

3124998
347222

Deuxième produit des 19 grains convertis en millièmes. . . . 65,97218 = 65 mill. 97 cent.

Ainsi:

Le premier produit donne pour 10 deniers convertis en millièmes 833 mill. 33 cent.
Le deuxième produit donne pour 19 grains convertis en millièmes. 65 97

Le titre nouv. de la pièce ou du lingot d'argent au titre anc. de 10 deniers 19 grains, est de 899 30 = 899 mill. 30 cent.

Pour savoir ce que ce lingot ou pièce d'argent vaut de francs argent fin avec déduction de fabrication, on le pèse, et on exprime son poids en grammes, et on opère comme il est indiqué page 53 et 54 (*Voyez* les questions).

*D.* Voulez-vous bien faire la preuve de l'opération ci-dessus, pour nous démontrer que les 899 millièmes 3 dixièmes titre nouveau valent bien les 10 deniers 19 grains titre ancien?

*R.* Pour cela, 1°. il faut convertir les millièmes et dixièmes de millièmes titre nouveau, qu'ont donné les 10 deniers, en multipliant le nombre invariable 0,012 par les millièmes et centièmes de millièmes; 2°. il faut multiplier le nombre invariable 0,288, par les millièmes et centièmes de millièmes qu'ont donné les 19 grains.

Le nombre invariable pour convertir les millièmes et centièmes de millièmes en deniers, est 0,012 (N°. 3 des convers.)
Le titre nouveau trouvé pour 10 deniers titre ancien, est de. . . . . . . . . . . . . . 833,33

166666
83333

Produit des 833 mill. 33 cent. titre nouveau, convertis en deniers titre ancien. . . . 9,99996 = 10 deniers.

Le nombre invariable pour convertir les mill. et cent. en grains titre ancien, est de 0,288 (N°. 4 des conversions.)
Le titre nouveau trouvé pour 19 grains titre ancien, est de. . . . . . . . . . . . 65,97

2016
2592
1440
1728

Produit des 65 mill. 97 cent. titre nouveau, convertis en grains titre ancien. . 18,99936 = 19 grains.

Ainsi, la pièce ou le lingot d'argent au titre nouveau de 899 mill. 30 cent, vaut, titre ancien, 10 deniers 19 grains.

J'ai retranché 5 chiffres aux deux produits, attendu qu'il y a 5 décimales aux deux nombres, c'est-à-dire, au multiplicande et au multiplicateur.

*Nota.* L'argent est considéré fin lorsqu'il ne contient pas plus de 20 millièmes d'alliage (Loi du 19 brumaire an 6, art. 118); ainsi, une pièce au titre de 981 millièmes est réputée argent fin.

# CHAPITRE DEUXIÈME.

## VINGT-NEUVIÈME LEÇON.

### *Système métrique.*

*Demande.* Qu'est-ce que le système métrique des poids et mesures de France?

*Réponse.* C'est l'application du calcul décimal.

*D.* Quel est le nombre qui a été choisi pour diviseur unique et invariable?

*R.* Le nombre 10, comme ne présentant aucune difficulté pour le calcul, comme on le verra ci-après par la division des nouveaux poids et mesures, et la nomenclature.

*D.* Par quelle loi la fixation définitive de la longueur du mètre a-t-elle été reconnue?

*R.* Par la loi du 19 frimaire an 8.

*D.* Par quel arrêté le système métrique des poids et mesures de France a-t-il été définitivement mis à exécution?

*R.* Par l'arrêté du 13 brumaire an 9, et conformément à la loi du 1er. vendémiaire an 4, il a été définitivement mis à exécution le 1er. vendémiaire an 10.

*D.* Quels sont les étalons des nouveaux poids et mesures de France?

*R.* Le MÈTRE et le KILOGRAMME (Art. 2 de la loi du 18 germinal an 3, et article 2 de la loi du 19 frimaire an 8.)

*D.* Qu'est-ce donc que le mètre?

*R.* C'est la dix-millionième partie du quart du méridien terrestre, compris entre le pôle nord et l'équateur, et l'unité sur laquelle est fondé le nouveau système des poids et mesures de France.

*D.* Par qui le quart du méridien terrestre a-t-il été mesuré?

*R.* Par les académiciens français *Méchain* et *Delambre*, savans justement célèbres.

*D.* Après l'avoir mesuré avec toute l'exactitude possible, qu'ont-ils trouvé pour résultat?

*R.* Ils ont trouvé que la longueur du quart du méridien terrestre était de *cinq millions cent trente mille sept cent quarante* toises de Paris (dite toise du Pérou, celle qui a servi a mesurer, de 1737 à 1741, plusieurs degrés dans ce pays), ou *trente millions sept cent quatre-vingt-quatre mille quatre cent quarante* pieds de Paris, ou *trois cent soixante-neuf millions quatre cent treize mille deux cent quatre-vingt* pouces du pied de Paris, ou enfin *quatre milliards quatre cent trente-deux millions neuf cent cinquante-neuf mille trois cent soixante* lignes du pied de Paris.

Ainsi, le quart du méridien est donc de . . . . 5130740 toises, ou de 30784440 pieds, ou de 369413280 pouces, ou enfin de 4432959360 lignes de Paris.

| | | |
|---|---|---|
| Ainsi, le quart du méridien est donc de . . . . | 5130740 toises | de Paris. |
| ou de | 30784440 pieds | |
| ou de | 369413280 pouces | |
| ou enfin de | 4432959360 lignes | |

*D.* Pour trouver la longueur du mètre, base du système, qu'a-t-on fait?

*R.* Nous venons de dire plus haut que le mètre est la dix millionième partie du quart du méridien; ainsi, pour trouver sa longueur et sa valeur en toises, pieds, pouces et lignes, on a retranché 7 chiffres sur la droite des quatre valeurs ci-dessus, produit de la division par dix millions.

D'après cela, le mètre vaut donc 0 toise 5130740 dix millionièmes de toise.<br>
ou 3 pieds 0784440 dix millionièmes de pied.<br>
ou 36 pouc. 9413280 dix millionièmes de pouce.<br>
ou 443 lignes 295360 dix millionièmes de ligne.<br>
ou enfin 3 pieds 11 lignes 2959370 dix millionièmes de lignes du pied de Paris.

*D.* D'où dérivent les nouvelles mesures de *superficie*, *agraires* ou *d'arpentage*, de *solidité*, de *capacité* et de *pesanteur?*

*R.* Toutes ces mesures dérivent du mètre carré et mètre cube, et de ses multiples et sous-multiples.

*D.* Comment pouvez-vous nous le démontrer?

*R.* Par la division des nouveaux poids et mesures, et la nomenclature.

*D.* Donnez-nous la divison des nouveaux poids et mesures avec leur signification?

*R.* La voici.

| | | | | |
|---|---|---|---|---|
| *Myria* | signifie | 10000 fois l'unité, ou dix mille. | | Ces mots sont empruntés du grec. |
| *Kilo* | signifie | 1000 fois l'unité, ou mille. | | |
| *Hecto* | signifie | 100 fois l'unité, ou cent. | | |
| *Déca* | signifie | 10 fois l'unité, ou dix. | | |
| *Unité* | signifie | 1 fois l'unité, ou un, principe | des nombres. | |
| *Déci* | signifie | 0,1 fois de l'unité, ou dixième. | | Ces mots dérivent du latin. |
| *Centi* | signifie | 0,01 fois de l'unité, ou centième. | | |
| *Milli* | signifie | 0,001 fois de l'unité, ou millième. | | |

*D.* Que remarquez-vous par la division des nouveaux poids et mesures ci-dessus?

*R.* Je remarque que les différens ordres de partie de l'unité forment, 1°. une progression décroissante depuis le *myria* jusqu'au *milli*, où chaque terme est successivement divisé par 10; et 2°. que les différens ordres de l'*unité* forment une progression croissante, depuis le *milli* jusqu'au *myria*, par la multiplication successive de chaque terme par 10.

*D.* Quelle est l'unité des mesures linéaires ou de longueur?

*R.* C'est le *mètre*, qui signifie mesure; ce mot entre dans la composition de plusieurs noms connus dans notre langue, tels que *baromètre*, *thermomètre*, *géomètre*, *métromètre*, etc.

*D.* Quelle est l'unité des mesures *agraires* ou d'*arpentage?*

*R.* C'est l'*are* (décamètre carré), ce qui a du rapport avec le mot *aire*, terme de géométrie, d'agriculture; c'est toute superficie plane sur laquelle on marche.

*D.* Quelle est l'unité des mesures de *solidité?*

*R.* C'est le *stère* (mètre cube), qui veut dire solide, décomposé des mots *sténographie*, *stéréotype*, *stéréométrie*, etc.

*D.* Quelle est l'unité des mesures de capacité pour les *liquides* et les *matières sèches?*

*R.* C'est le *litre* (décimètre cube), nom qui vient sans doute de *litron*, petite mesure ancienne pour les grains.

*D.* Quelle est l'unité des mesures de *pesanteur?*

*R.* C'est le *gramme* (poids d'un centimètre cube), nom grec du mot *scrupule*, qui valait 20 grains, le gramme en vaut 19 à peu près.

*D.* Donnez-nous la nomenclature des nouveaux poids et mesures?

*R.* La voici.

| NOMENCLATURE DES NOUVEAUX POIDS ET MESURES ET LEUR DÉSIGNATION. | VALEUR EN | | | | |
|---|---|---|---|---|---|
| | MÈTRES, base du système. | ARES, décamètre carré. | STÈRE, mètre cube. | LITRES, décimètre cube. | GRAMMES, poids du centimètre cube. |
| *Mesures linéaires ou de longueur.* | | | | | |
| Myria — mètre. | 10000 | | | | |
| Kilo — mètre. | 1000 | | | | |
| Hecto — mètre. | 100 | | | | |
| Déca — mètre. | 10 | | | | |
| Mètre. | 1 | | | | |
| Déci — mètre. | 0,1 ou $\frac{1}{10}$ | | | | |
| Centi — mètre. | 0,01 ou $\frac{1}{100}$ | | | | |
| Milli — mètre. | 0,001 ou $\frac{1}{1000}$ | | | | |
| *Mesures de surface ou d'arpentage.* | | | | | |
| Myria — are. | | 10000 | | | |
| Kilo — are. | | 1000 | | | |
| Hecto — are. | | 100 | | | |
| Déca — are. | | 10 | | | |
| Are. | | 1 | | | |
| Déci — are. | | 0,1 ou $\frac{1}{10}$ | | | |
| Centi — are. | | 0,01 ou $\frac{1}{100}$ | | | |
| Milli — are. | | 0,001 ou $\frac{1}{1000}$ | | | |
| *Mesures de solidité.* | | | | | |
| Myria — stère. | | | 10000 | | |
| Kilo — stère. | | | 1000 | | |
| Hecto — stère. | | | 100 | | |
| Déca — stère. | | | 10 | | |
| Stère. | | | 1 | | |
| Déci — stère. | | | 0,1 ou $\frac{1}{10}$ | | |
| Centi — stère. | | | 0,01 ou $\frac{1}{100}$ | | |
| Milli — stère. | | | 0,001 ou $\frac{1}{1000}$ | | |
| *Mesures de capacité pour les liquides et les grains.* | | | | | |
| Myria — litre. | | | | 10000 | |
| Kilo — litre. | | | | 1000 | |
| Hecto — litre. | | | | 100 | |
| Déca — litre. | | | | 10 | |
| Litre. | | | | 1 | |
| Déci — litre. | | | | 0,1 ou $\frac{1}{10}$ | |
| Centi — litre. | | | | 0,01 ou $\frac{1}{100}$ | |
| Milli — litre. | | | | 0,001 ou $\frac{1}{1000}$ | |
| *Poids ou mesures de pesanteur.* | | | | | |
| Myria — gramme. | | | | | 10000 |
| Kilo — gramme. | | | | | 1000 |
| Hecto — gramme. | | | | | 100 |
| Déca — gramme. | | | | | 10 |
| Gramme. | | | | | 1 |
| Déci — gramme. | | | | | 0,1 ou $\frac{1}{10}$ |
| Centi — gramme. | | | | | 0,01 ou $\frac{1}{100}$ |
| Milli — gramme. | | | | | 0,001 ou $\frac{1}{1000}$ |

*D.* De quel genre sont tous les noms ci-dessus?

*R.* Du genre masculin.

*Nota.* Les myrialitre, millilitre, kiloare, décaare, déciare, milliare, myriastère, kilostère, hectostère, ne sont point en usage.

## TRENTIÈME LEÇON.

### *Mesures linéaires anciennes et nouvelles comparées entre elles.*

*D.* Comment s'appelaient les anciennes mesures linéaires de France ?

*R.* La *toise*, le *pied*, le *pouce* et la *ligne*.

*D.* Quel rapport y avait-il de la toise au pied, du pied au pouce, et du pouce à la ligne ?

*R.* La toise valait 6 pieds, le pied valait 12 pouces, et le pouce valait 12 lignes ; ou la toise valait 72 pouces ou 864 lignes, ou le pied valait 144 lignes.

*D.* Quelle est la nouvelle mesure qui a remplacé les anciennes ?

*R.* C'est le *mètre*, qui, comme nous l'avons déjà dit, est l'unité des mesures linéaires ; il vaut 3 pieds, 11 lignes, 296 millièmes de ligne, ou 443 lignes 296 millièmes de ligne du pied de Paris.

*D.* Quel est le rapport de la toise de Paris au mètre ?

| | | | | | | | | | |
|---|---|---|---|---|---|---|---|---|---|
| *R.* | 1 | toise de Paris | vaut | 1 | mètre, | 9 décimètr., | 4 centimètr., | 9 millimètr., | 036 milliem. de mill. |
| | 10 | toises de Paris | valent | 19 | mètres, | 4 décimètr., | 9 centimètr., | 0 millimètr., | 36 centièm. de mill. |
| | 100 | toises de Paris | valent | 194 | mètres, | 9 décimètr., | 0 centimètr., | 3 millimètr., | 3 dixièm. de mill. |
| | 1000 | toises de Paris | valent | 1949 | mètres, | 0 décimètr., | 3 centimètr., | 6 millimètr., | 0 |
| | 10000 | toises de Paris | valent | 19490 | mètres, | 3 décimètr., | 6 centimètr., | 0 | |

*D.* Comment convertirez-vous un nombre quelconque de toises de Paris en mètres ?

*R.* En multipliant le premier nombre invariable 1,949036 par le nombre de toises à convertir en mètres ; le produit de la multiplication et de l'addition sera la réponse, après avoir retranché par une virgule, sur la droite du produit, 6 chiffres, les 2 chiffres après la virgule seront des centièmes, les 3 chiffres après la virgule des millièmes, etc., etc.

*Opération figurée.*

| | | |
|---|---|---|
| Nombre fixe et invariable pour convertir les toises de Paris en mètres | 1,949036 | multiplicande fixe. |
| Supposons 25 toises de Paris à convertir en mètres. . . . . . . . . | 25 | multiplicateur. |
| | 9745180 | |
| | 3898072 | |
| Produit des 25 toises de Paris converties en mètres. . | 48,725900 | = 48 mètres 726 millimètres. |

Ainsi, les 25 toises de Paris converties en mètres, valent donc 48 mètres, 7 décimètres, 2 centimètres et 6 millimètres, ou bien 48 mètres 726 millimètres.

*D.* Quand il se trouve des décimales au multiplicateur, que doit-on faire ?

*R.* Multiplier comme s'il n'y en avait pas ; mais après la multiplication et l'addition, on retranche, sur la droite, le nombre de chiffres prescrit, plus le nombre de chiffres qu'il y a après la virgule au multiplicateur.

*D.* Quel est le rapport du mètre à la toise de Paris ?

| | | | | | | | |
|---|---|---|---|---|---|---|---|
| *R.* | 1 | mètre vaut | 0 | toise de Paris, | plus | 513074 | millioniémes de toise. |
| | 10 | mètres valent | 5 | toises de Paris, | plus | 13074 | cent-millièmes de toise. |
| | 100 | mètres valent | 51 | toises de Paris, | plus | 3074 | dix-millièmes de toise. |
| | 1000 | mètres valent | 513 | toises de Paris, | plus | 074 | millièmes de toise. |
| | 10000 | mètres valent | 5130 | toises de Paris, | plus | 74 | centièmes de toise. |

Ainsi, le nombre fixe et invariable, pour convertir les mètres et fraction de mètre en toise, est donc 0,513074.

*D.* Convertissez-nous les 48 mètres 726 millimètres en toises, pour voir si nous trouverons les 25 toises ?

*R.* Nombre fixe, pour convertir les mètres et fraction de mètres en toises. Ci. . . . 0,513074 multiplicande fixe.
Nombre de mètres et fraction à convertir en toise. . . . . . . . . . . . . 48,726 multiplicateur.

3078444
1026148
3591518
4104592
2052296

Ainsi, après avoir retranché 9 chiffres sur la droite, même nombre décimales qu'il y a au multipl.ᵉ. et au multiplic., les 48 mèt. 726 mill. valent bien 25 toises. Preuve. 25,000043724 = 25 toises.

*D.* Comment convertirez-vous les pieds de Paris en mètres, et les mètres en pieds de Paris?

*R.* 1°. Pour convertir les pieds de Paris en mètres, il faut multiplier le nombre invariable 0,324839 par le nombre de pieds à convertir en mètres, le produit sera des mètres, après avoir retranché 6 chiffres sur la droite; le premier chiffre après la virgule sera des décimètres, les deux chiffres seront des centimètres, et les trois chiffres après la virgule seront des millimètres;

2°. Pour convertir les mètres en pieds de Paris, il faut multiplier le nombre invariabl. 3,078444 par le nombre de mètres, le produit sera des pieds de Paris, après avoir retranché 9 chiffres sur la droite, plus le nombre de chiffres qu'il y aura de décimales aux mètres.

*D.* Comment convertirez-vous les pouces de Paris en centimètres, et les centimètres en pouces de Paris?

*R.* 1°. Pour convertir les pouces en centimètres, il faut multiplier le nombre invariable 2,708 par le nombre de pouces de Paris, le produit sera des centimètres après avoir retranché 3 chiffres sur la droite, le premier chiffre après la virgule sera des millimètres.

2°. Pour convertir les centimètres en pouces de Paris, il faut multiplier le nombre invariable 0,36941 par le nombre de centimètres et de millimètres, le produit sera des pouces de Paris après avoir retranché 5 chiffres sur la droite, plus le nombre de chiffres qu'il y aura de décimales aux centimètres à convertir.

*D.* Comment convertirez-vous les lignes de Paris en millimètres, et les millimètres en lignes de Paris?

*R.* 1°. Pour convertir les lignes de Paris en millimètres, il faut multiplier le nombre invariable 2,2558 par le nombre de lignes de Paris, le produit sera des millimètres après avoir retranché 4 chiffres sur la droite; les deux chiffres après la virgule seront des centièmes de millimètres.

2°. Pour convertir les millimètres en lignes de Paris, il faut multiplier le nombre invariable 0,443296 par le nombre de millimètres, le produit sera des lignes de Paris, après avoir retranché 6 chiffres sur la droite, plus le nombre de chiffres qu'il y aura de décimales aux millimètres à convertir.

*D.* Quel est le tarif de ce qui doit-être payé pour la vérification et le poinçonnage des mesures linéaires ou de longueur?

*R.* Conformément à l'arrêté du 29 prairial an 9, art XI, il doit être payé, savoir :

» Pour les doubles décamètres (20 mètres), décamètre (10 mètres), demi décamètre (5 mètres) 25 centimes.
» Pour les doubles mètres (deux mètres). . . . . . . . . . . . . . . . . . . . . . 15
» Pour les mètres et demi-mètres, pour les étoffes et toiles. . . . . . . . . . . . . 5
» Pour les doubles mètres (2 mètres) mètres et demi-mètres ployans, pour les tapisseries. . . . 10
» Pour les demi-mètres brisés à charnières. . . . . . . . . . . . . . . . . . . . 10
» Pour les doubles décimètres (cinquième partie du mètre) et décimètres (dixième partie du mètre) 5

*D.* Quelles sont les erreurs tolérables sur les mesures de longueur, d'après les instructions émanées du ministre de l'intérieur?

*R.* Les erreurs tolérables, sont savoir :

» Pour le double mètre en bois, tolérance en plus seulemᵗ. 1 mill. $\frac{1}{2}$; pour le double mètre en métal, en plus ou en moins, $\frac{4}{10}$ de mill.
» Pour le mètre en bois, *id.* 1 »; pour le mètre en métal, *id.* $\frac{2}{10}$ *id.*
» Pour le demi-mètre en bois, *id.* 0 $\frac{6}{10}$ mill.; pour le demi-mètre en métal. *id.* $\frac{1}{10}$ *id.*
» Pour le double décim. en bois, *id.* 0 $\frac{4}{10}$ mill.; pour le double décim. en métal, *id.* $\frac{1}{10}$ *id.*
» Pour le décimètre en bois, *id.* 0 $\frac{1}{10}$ mill.; pour le décimètre en métal, $\frac{1}{10}$ *id.*

## TRENTE-UNIÈME LEÇON.

### *Mesures pour les toiles et les draps anciennes et nouvelles comparées entre elles.*

*D.* Comment s'appelait l'ancienne mesure de Paris pour les toiles et les draps ?

*R.* Elle s'appelait *aune.*

*D.* En combien de parties l'aune se divisait-elle, et quelle était sa longueur en pieds, pouces et lignes de Paris ?

*R.* Elle se divisait en $\frac{1}{2}$, $\frac{1}{3}$, $\frac{1}{4}$, $\frac{1}{8}$, $\frac{1}{12}$, $\frac{1}{16}$, $\frac{1}{24}$ et $\frac{1}{32}$, et elle avait 3 pieds, 7 pouces 8 lignes, ou enfin 524 lignes de longueur ; c'était avec cette aune que l'on réglait les rapports des mesures étrangères.

*D.* Quelle est la nouvelle mesure qui la remplace ?

*R.* C'est le *mètre.*

*D.* Quelle est la valeur ou le rapport de l'aune ancienne ( celle de 524 lignes seule connue dans le commerce ) avec le mètre ?

*R.* L'aune ancienne ( toujours celle de 524 lignes ) vaut 1 mètre, 1 décimètre, 8 centimètres et 2 millimètres, ou plus exactement 1 mètre, 1 décimètre, 8 centimètres, 2 millimètres, 054 millièmes de millimètres, ou enfin :

| | | | | | | | | | | | | |
|---|---|---|---|---|---|---|---|---|---|---|---|---|
| 1 | aune ancienne | vaut | 1 | mètre, | 1 | décim., | 8 | cent., | 2 | mill. | 054 | millièmes de millimètre. |
| 10 | *id.* | valent | 11 | *id.* | 8 | *id.* | 2 | *id.* | 0 | *id.* | 54 | centièmes de millimètre. |
| 100 | *id.* | | 118 | *id.* | 2 | *id.* | 0 | *id.* | 5 | *id.* | 4 | centièmes de millimètre. |
| 1000 | *id.* | | 1182 | *id.* | 0 | *id.* | 5 | *id.* | 4 | *id.* | 0 | |

*D.* Et le mètre que vaut-il en aune ( toujours celle de 524 lignes ) ?

*R.*

| | | | | | | | |
|---|---|---|---|---|---|---|---|
| 1 | mètre | vaut | 0 | aune | 845985 | millièmes d'aune de 524 lignes. | |
| 10 | *id.* | valent | 8 | *id.* | 45985 | cent millièmes | *id.* |
| 100 | *id.* | | 84 | *id.* | 5985 | dix millièmes | *id.* |
| 1000 | *id.* | | 845 | *id.* | 985 | millièmes | *id.* |

*D.* Comment convertirez-vous les anciennes aunes ( celle de 524 lignes ) en mètres, et les mètres en anciennes aunes ?

*R.* 1°. Pour convertir les anciennes aunes de Paris ( celle de 524 lignes ) en mètres, il faut multiplier le nombre invariable 1,182054 par le nombre d'anciennes aunes de Paris, le produit sera des mètres après avoir retranché 6 chiffres par une virgule sur la droite du produit de la multiplication et de l'addition, les 3 chiffres après la virgule seront des millimètres ;

2°. Pour convertir les mètres en aunes anciennes de Paris ( celle de 524 lignes seule connue dans le commerce ), il faut multiplier le nombre invariable 0,845985 par le nombre de mètres, décimètres, centimètres et millimètres, le produit de la multiplication et de l'addition sera des aunes anciennes de Paris, après avoir retranché 6 chiffres sur la droite, plus le nombre de chiffres qu'il y aura de fraction de mètre.

## TRENTE-DEUXIÈME LEÇON.

### *Mesures de surface anciennes et nouvelles comparées entre elles.*

*D.* Qu'entendez-vous par surface ?

*R.* J'entends longueur et largeur sans profondeur ; l'extérieur, l'apparence, le dehors.

*D.* Qu'elles étaient les anciennes mesures de surface en France ?

*R.* La toise carré, le pied carré, le pouce carré et la ligne carré, c'est-à-dire, qu'une toise de long sur une toise de côté est une toise carrée, de même qu'un pied de long sur un pied de côté est un pied carré, et un pouce de long sur un pouce de côté est un pouce carré, etc.

*D.* Combien la toise carrée valait-elle de pieds ?

*R.* Trente-six pieds, produit de 6 pieds ( valeur de la toise ) multiplié par 6, = 36 pieds.

*D.* Que valait le pied carré?

*R.* Cent quarante-quatre pouces, produit de 12 pouces (valeur du pied), multiplié par 12, = 144 pouces.

*D.* Que valait le pouce carré?

*R.* Cent quarante-quatre lignes, produit de 12 lignes (valeur du pouce) multiplié par 12, = 144 lignes.

*D.* Quelle est la nouvelle mesure de surface qui remplace les anciennes?

*R.* C'est le mètre et les parties décimales du mètre qui est l'unité des mesures de surface.

*D.* Que vaut le mètre carré?

*R.* Cent décimètres, produit de 10 décimètres (valeur du mètre) multiplié par 10, = 100 décimètres.

*D.* Que vaut le décimètre carré?

*R.* Cent centimètres, produit de 10 centimètres (valeur du décimètre) multiplié par 10, = 100 centimètres.

*D.* Que vaut le centimètre carré?

*R.* Cent millimètres, produit de 10 millimètres (valeur du centimètre) multiplié par 10, = 100 millimètres.

*D.* Quel est le rapport de la toise carrée de Paris au mètre carré?

| | | | | | |
|---|---|---|---|---|---|
| *R.* 1 | toise carrée vaut | 3 | mètres carrés, | 79875 | cent millièmes de mètre carré. |
| 10 | *id.* valent | 37 | *id.* | 9875 | dix millièmes de mètre carré. |
| 100 | *id.* | 379 | *id.* | 865 | millièmes de mètre carré. |
| 1000 | *id.* | 3798 | *id.* | 75 | centièmes de mètre carré. |

*D.* Quel est le rapport du pied carré de Paris au décimètre carré?

| | | | | | |
|---|---|---|---|---|---|
| *R.* 1 | pied carré vaut | 10 | décimètres carrés, | 55204 | cent millièmes de décimètre carré. |
| 10 | *id.* valent | 105 | *id.* | 5204 | dix millièmes de décimètre carré. |
| 100 | *id.* | 1055 | *id.* | 204 | millièmes de décimètre carré. |
| 1000 | *id.* | 10552 | *id.* | 04 | centièmes de décimètre carré. |

*D.* Quel est le rapport du pouce carré de Paris au centimètre carré?

| | | | | | |
|---|---|---|---|---|---|
| *R.* 1 | pouce carré de Paris vaut | 7 | centimètres carrés, | 32784 | cent millièmes de centimètre carré. |
| 10 | *id.* valent | 73 | *id.* | 2784 | dix millièmes de centimètre carré. |
| 100 | *id.* | 732 | *id.* | 784 | millièmes de centimètre carré. |
| 1000 | *id.* | 7327 | *id.* | 84 | centièmes de centimètre carré. |

*D.* Quel est le rapport de la ligne carrée de Paris au millimètre carré?

| | | | | | |
|---|---|---|---|---|---|
| *R.* 1 | ligne carrée vaut | 5 | millimètres carrés, | 0885 | dix millièmes de millimètre carré. |
| 10 | *id.* valent | 50 | *id.* | 885 | millièmes de millimètre carré. |
| 100 | *id.* | 508 | *id.* | 85 | centièmes de millimètre carré. |
| 1000 | *id.* | 5088 | *id.* | 5 | dixièmes de millimètre carré. |

*D.* Quel est le rapport du mètre carré à la toise carrée de Paris?

| | | | | | |
|---|---|---|---|---|---|
| *R.* 1 | mètre carré vaut | 0 | toise carrée, | 26324 | cent millièmes de toise carrée de Paris. |
| 10 | *id.* valent | 2 | *id.* | 6324 | dix millièmes de toise carrée de Paris. |
| 100 | *id.* | 26 | *id.* | 324 | millièmes de toise carrée de Paris. |
| 1000 | *id.* | 263 | *id.* | 24 | centièmes de toise carrée de Paris. |

*D.* Quel est le rapport du décimètre carré au pied carré de Paris?

| | | | | | |
|---|---|---|---|---|---|
| *R.* 1 | décimètre carré vaut | 0 | pied carré, | 094768 | millionièmes de pied carré de Paris. |
| 10 | *id.* valent | 0 | *id.* | 94768 | cent millièmes de pied carré de Paris. |
| 100 | *id.* | 9 | *id.* | 4768 | dix millièmes de pied carré de Paris. |
| 1000 | *id.* | 94 | *id.* | 768 | millièmes de pied carré de Paris. |

*D.* Quel est le rapport du centimètre carré au pouce carré de Paris?

| | | | | | |
|---|---|---|---|---|---|
| *R.* 1 | centimètre carré vaut | 0 | pouce carré, | 136466 | millionièmes de pouce carré de Paris. |
| 10 | *id.* valent | 1 | *id.* | 36466 | cent millièmes de pouce carré de Paris. |
| 100 | *id.* | 13 | *id.* | 6466 | dix millièmes de pouce carré de Paris. |
| 1000 | *id.* | 136 | *id.* | 466 | millièmes de pouce carré de Paris. |

*D.* Quel est le rapport du millimètre carré à la ligne carrée de Paris?

| | | | | | |
|---|---|---|---|---|---|
| *R.* 1 | millimètre carré vaut 0 | ligne carrée, | 196511 | millioniemes de ligne carrée de Paris. |
| 10 | *id.* valent 1 | *id.* | 96511 | cent millièmes de ligne carrée de Paris. |
| 100 | *id.* 19 | *id.* | 6511 | dix millièmes de ligne carrée de Paris. |
| 1000 | *id.* 196 | *id.* | 511 | millièmes de ligne carrée de Paris. |

*D.* Comment convertirez-vous les toises carrées de Paris en mètres carrés, et les mètres carrés en toises carrées?

*R.* 1°. Pour convertir les toises carrées de Paris en mètres carrés, il faut multiplier le nombre invariable 3,79877 par le nombre de toises carrées de Paris à convertir; le produit sera des mètres carrés, après avoir retranché 5 chiffres sur la droite au produit de la multiplication et de l'addition; le premier chiffre après la virgule sera des décimètres carrés, les 2 chiffres après la virgule seront des centimètres carrés, et les 3 chiffres après la virgule seront des millimètres carrés;

2°. Pour convertir les mètres carrés en toises carrées, il faut multiplier le nombre invariable 0,26324 par le nombre de mètres carrés et fraction de mètre carré, à convertir en toises carrées, le produit sera des toises carrées après avoir retranché 5 chiffres sur la droite au produit de la multiplication et de l'addition, plus le nombre de chiffres qu'il y aura de décimales aux mètres carrés.

*D.* Comment convertirez-vous les pieds carrés de Paris en décimètres carrés, et les décimètres carrés en pieds carrés de Paris?

*R.* 1°. Pour convertir les pieds carrés de Paris en décimètres carrés, il faut multiplier le nombre invariable 10,55204 par le nombre de pieds carrés de Paris, le produit de la multiplication et de l'addition sera des décimètres carrés, après avoir retranché 5 chiffres sur la droite; le premier chiffre après la virgule sera des centimètres carrés, et le deuxième des millimètres carrés;

2°. Pour convertir les décimètres carrés en pieds carrés de Paris, il faut multiplier le nombre invariable 0,094768 par le nombre de décimètres carrés, le produit de la multiplication et de l'addition sera des pieds carrés, après avoir retranché 6 chiffres sur la droite, plus le nombre de chiffres qu'il y aura de décimales aux décimètres carrés à convertir.

*D.* Comment convertirez-vous les pouces carrés de Paris en centimètres carrés, et les centimètres carrés en pouces carrés de Paris?

*R.* 1°. Pour convertir les pouces carrés de Paris en centimètres carrés, il faut multiplier le nombre invariable 7,32782 par le nombre de pouces carrés, le produit sera des centimètres carrés, après avoir retranché 5 chiffres sur la droite au produit de la multiplication et de l'addition; le premier chiffre après la virgule sera des dixièmes de centimètres, et les 2 chiffres des centièmes de centimètre.

2°. Pour convertir les centimètres carrés en pouces carrés de Paris, il faut multiplier le nombre invariable 0,136466 par le nombre de centimètres carrés, le produit de la multiplication et de l'addition sera des pouces carrés après avoir retranché 6 chiffres sur la droite, plus le nombre de chiffres qu'il y aura aux centimètres carrés à convertir.

*D.* Comment convertirez-vous les lignes carrées de Paris en millimètres carrés, et les millimètres carrés en lignes carrées?

*R.* 1°. Pour convertir les lignes carrées de Paris en millimètres carrés, il faut multiplier le nombre invariable 5,088634 par le nombre de lignes carrées de Paris, le produit de la multiplication et de l'addition sera des millimètres carrés, après avoir retranché au dit produit 6 chiffres sur la droite; les 3 chiffres après la virgule seront des millièmes de millimètre carré;

2°. Pour convertir les millimètres carrés en lignes carrées de Paris, il faut multiplier le nombre invariable 0,196511 par le nombre de millimètres carrés, le produit de la multiplication et de l'addition sera des lignes carrées, après avoir retranché 6 chiffres sur la droite, plus le nombre de chiffres qu'il y aura de décimales aux millimètres carrés à convertir.

## TRENTE-TROISIÈME LEÇON.

### *Mesures agraires ou d'arpentage anciennes et nouvelles comparées entre elles.*

*D.* Qu'entendez-vous par arpentage?

*R.* L'art de mesurer la superficie des terres.

*D.* Quelles étaient les anciennes mesures pour l'arpentage en France?

*R.* 1°. La perche de 18 pieds (celle de Paris) qui valait 324 pieds carrés, produit de 18 multiplié par 18 = 324 pieds carrés; 2°. la perche de 22 pieds (celle des eaux et forêts) qui valait 484 pieds carrés, produit de 22 multiplié par 22 = 484 pieds carrés; et 3°. la perche de 20 pieds qui valait 400 pieds carrés, produit de 20 multiplié par 20 = 400 pieds carrés.

*D.* De combien était composé l'arpent ancien?

*R.* De 100 perches. Ainsi : 1°. L'arpent de 100 perches (la perche de 18 pieds) valait 32400 pieds carrés, produit de 324 multiplié par 100 = 32400 pieds carrés, ou 900 toises carrées, quotient de la division de 32400 par 36 (la toise carrée de Paris valant 36 pieds carrés); 2°. l'arpent des eaux et forêts (la perche de 22 pieds) valait 48400 pieds carrés, produit de 484 multiplié par 100 = 48400 pieds carrés, ou 1344 toises carrées $\frac{4}{9}$, quotient de 48400 divisé par 36; et 3°. l'arpent (la perche de 20 pieds) valait 40000 pieds carrés, produit de 400 multiplié par 100, ou elle valait 1111 toises carrées $\frac{1}{9}$, quotient de 40000 divisé par 36.

*D.* Comment appelez-vous les mesures agraires ou d'arpentage qui remplacent les anciennes?

*R.* Le myriamètre, *kilomètre carré*; l'hectare, *hectomètre carré;* l'arc, *décamètre carré;* et le centiare, *mètre carré.*

*D.* Quelle est la longueur du *myriamètre*, du *kilomètre*, de l'*hectomètre*, du *décamètre* et du *mètre* en toises et pieds de Paris?

| | | | | | | | | | |
|---|---|---|---|---|---|---|---|---|---|
| *R.* 1°. Le myriam. | vaut | 10000 | mètres, | ou | 5130 | toises de Paris | 74 cent., ou | 30784 pieds | 44 centièm. |
| 2°. Le kilom. | vaut | 1000 | *id.* | ou | 513 | *id.* | 074 mill., ou | 3078 pieds | 444 millièm. |
| 3°. L'hectom. | vaut | 100 | *id.* | ou | 51 | *id.* | 3074 $\frac{10}{10000}$, ou | 307 pieds | 8444 dix mill. |
| 4°. Le décam. | vaut | 10 | *id.* | ou | 5 | *id.* | 13074 $\frac{100}{100000}$, ou | 30 pieds | 78444 cent mill. |
| 5°. Le mètre | vaut | 1 | *id.* | ou | 0 | *id.* | 513074 millio. ou | 3 pieds | 078444 millionié. |

*D.* Que vaut le myriamètre carré en mètres carrés, toises carrées et pieds carrés de Paris?

*R.* 1°. Le myriamètre carré vaut 100000000 de mètres carrés, produit de 10000 multiplié par 10000;

2°. Le myriamètre carré vaut 26324492 toises carrées 95 centièmes de Paris, produit de 5130 toises 74 cent., multiplié par 5130 toises 74 centièmes;

Et 3°. Le myriamètre carré vaut 947681746 pieds carrés $\frac{1}{5}$ de Paris, produit de 30784 toises 44 cent., multiplié par 30784 toises 44 centièmes.

*D.* Que vaut le kilomètre carré en mètres carrés, toises carrées et pieds carrés de Paris?

*R.* 1°. Le kilomètre carré vaut 1000000 mètres carrés, produit de 1000 multiplié par 1000;

2°. Le kilomètre carré vaut 263244 toises carrées 93 cent. de Paris, produit de 513 toises 074 mill., multiplié par 513 toises 074 mill.;

Et 3°. Le kilomètre carré vaut 9476817 pieds carrés 46 cent. de Paris, produit de 3078 toises 444 mill., multiplié par 3078 toise 444 mill.

*D.* Que vaut l'hectomètre carré en mètres carrés, toises carrées et pieds carrés de Paris?

*R.* 1°. L'hectomètre carré vaut 10000 mètres carrés, produit de 100 multiplié par 100;

2°. L'hectomètre carré vaut 2632 toises carrées 45 cent., produit de 51,3074, multiplié par 51,3074;

Et 3°. L'hectomètre carré vaut 94768 pieds carrés 175 mill., produit de 307,8444, multiplié par 307,8444.

*D.* Que vaut le décamètre carré en mètres carrés, toises carrées et pieds carrés de Paris?

*R.* 1°. Le décamètre carré vaut 100 mètres carrés, produit de 10 multiplié par 10;

2°. Le décamètre carré vaut 26 toises carrées 3245 dix mill., produit de 5,13074, multiplié par 5,13074;

Et 3°. Le décamètre carré vaut 947 pieds carrés 682 mill., produit de 30,78444, multiplié par 30,78444.

*D.* Que vaut le mètre carré en décimètres carrés, toises carrées et pieds carrés de Paris?

*R.* 1°. Le mètre carré vaut 100 décimètres carrés, produit de 10 décimètres multiplié par 10;

2°. Le mètre carré vaut 0 toise carrée 263 mill., produit de 0 toise 513074, multiplié par 0,513074;

Et 3°. Le mètre carré vaut 9 pieds carrés, 68 pouces carrés, 95 lignes carrées, produit de 3,078444, multiplié par 3,078444.

*D.* Qu'est-ce que l'*hectare*, l'*are* et le *centiare*?

*R.* L'hectare est un hectomètre carré, l'are est un décamètre carré, et le centiare est un mètre arré.

*D.* Comment convertirez-vous les arpens (celui de 32400 pieds carrés) en hectares, et les hectares carrés en arpens (celui de 32400 pieds carrés)?

*R.* 1°. Pour convertir les arpens (celui de 32400 pieds carrés) en hectares, il faut multiplier le nombre invariable 0,351887 par le nombre d'arpens (celui de 32400 pieds carrés), le produit de la multiplication et de l'addition sera des hectares, après avoir retranché 6 chiffres sur la droite; les 2 premiers chiffres après la virgule seront des ares, et les 2 chiffres après les ares seront des centiares, attendu qu'il faut 100 ares pour faire un hectare, comme il faut 100 centiares pour faire un are; 2°. pour convertir les hectares, ares et centiares en arpens (celui de 32400 pieds carrés), il faut multiplier le nombre invariable 2,92494 par le nombre d'hectares, ares et centiares, le produit de la multiplication et de l'addition sera des arpens (celui de 32400 pieds carrés), après avoir retranché 5 chiffres sur la droite, plus le nombre de chiffres qu'il y aura de décimales aux hectares.

*D.* Comment convertirez-vous les arpens (celui de 48400 pieds carrés) en hectares, et les hectares en arpens (celui de 48400 pieds carrés)?

*R.* 1°. Pour convertir les arpens (celui de 48400 pieds carrés) en hectares, il faut multiplier le nombre invariable 0,510754 par le nombre d'arpens (celui de 48400 pieds carrés), le produit de la multiplication et de l'addition sera des hectares, après avoir retranché 6 chiffres sur la droite : les 2 chiffres après la virgule seront des ares, et les 2 chiffres après les ares seront des centièmes, attendu qu'il faut 100 ares pour faire 1 hectare, comme il faut 100 centiares pour faire 1 are; 2°. pour convertir les hectares, ares, centiares en arpens (celui de 48400 pieds carrés), il faut multiplier le nombre invariable 1,95802 par le nombre d'hectares, ares et centiares à convertir, le produit de la multiplication et de l'addition sera des arpens après avoir retranché 5 chiffres sur la droite, plus le nombre de chiffres qu'il y aura de décimales aux hectares à convertir.

*D.* Comment convertirez-vous les arpens (celui de 40000 pieds carrés) en hectares, et les hectares en arpens (celui de 40000 pieds carrés)?

*R.* 1°. Pour convertir les arpens (de 40000 pieds carrés) en hectares, il faut multiplier le nombre invariable 0,4221 par le nombre d'arpens (de 40000 pieds carrés), le produit de la multiplication et de l'addition sera des hectares après avoir retranché 4 chiffres; les 2 chiffres après la virgule seront des ares, et les 2 chiffres après les ares seront des centiares, attendu qu'il faut 100 ares pour 1 hectare, comme il faut 100 centiares pour 1 are; 2°. pour convertir les hectares, ares et centiares en arpens (de 40000 pieds carrés), il faut multiplier le nombre invariable 2,3692 par le nombre d'hectares, ares et centiares à convertir en arpens (de 40000 pieds carrés), le produit de la multiplication et de l'addition sera des arpens (de 40000 pieds carrés), après avoir retranché 4 chiffres sur la droite, plus le nombre de chiffres qu'il y aura de décimales aux hectares à convertir.

## TRENTE-QUATRIÈME LEÇON.

### *Mesures de solidité anciennes et nouvelles comparées entre elles.*

*D.* Qu'entendez-vous par solide?

*R.* J'entends par solide trois dimensions, longueur, largeur et hauteur, qui se comparent à des mesures régulières que l'on appelle cubes (solide qui a six faces carrées), c'est-à-dire, dont la longueur, largeur et hauteur sont égales; le produit d'un nombre carré multiplié est aussi un cube.

*D.* Quelles étaient les anciennes mesures de solidité en France?

*R.* La toise cube, le pied cube, et la ligne cube.

*D.* Que valait en pieds cubes la toise cube?

*R.* La toise cube valait 216 pieds cubes, produit de 6 pieds (valeur de la toise) multiplié par 6, ce qui donne 36 pieds carrés, lesquels 36 pieds carrés, multipliés par 6, donnent bien 216 pieds cubes pour la toise cube.

*D.* Que valait le pied cube en pouces cubes?

*R.* Le pied cube valait 1728 pouces cubes, produit de 12 pouces (valeur du pied) multipliés par 12, ce qui donne 144 pouces carrés, lesquels 144 pouces carrés, multipliées par 12, donnent bien 1728 pour cubes pour 1 pied cube.

*D.* Que valait le pouce cube en lignes cubes?

*R.* Le pouce cube valait 1728 lignes, produit de 12 lignes (valeur du pouce) multiplié par 12, ce qui donne 144 lignes carrées, lesquelles 144 lignes carrées, multipliées par 12, donnent bien 1728 lignes cubes pour 1 pouce cube.

*D.* Quelle est la nouvelle mesure de solidité qui remplace les anciennes?

*R.* C'est le mètre cube.

*D.* Que vaut le mètre cube en décimètres cubes?

*R.* Le mètre cube vaut 1000 décimètres cubes, produit de 10 décimètres (valeur du mètre) par 10, ce qui donne 100 décimètres carrés, lesquels 100 décimètres carrés, multipliés par 10, donnent bien 1000 décimètres cubes pour 1 mètre cube.

*D.* Que vaut le décimètre cube en centimètres cubes?

*R.* Le décimètre cube vaut 1000 centimètres cubes, produit de 10 centimètres (valeur du décimètre) par 10, ce qui donne 100 décimètres carrés, lesquels 100 décimètres carrés, multipliés par 10, donnent bien 1000 centimètres cubes pour 1 décimètre cube.

*D.* Que vaut le centimètre cube en millimètres cubes?

*R.* Le centimètre cube vaut 1000 millimètres cubes, produit de 10 millimètres (valeur du centimètre) par 10, ce qui donne 100 millimètres carrés, lesquels 100 millimètres carrés, multipliés par 10, donnent bien 1000 millimètres cubes pour 1 centimètre cube.

*D.* Que remarquez-vous d'après cela?

*R.* Je remarque que le mètre cube vaut donc 1000 décimètres cubes, ou 1000000 de centimètres cubes, ou enfin 1000000000 de millimètres cubes.

*D.* Quel est le rapport de la toise cube de Paris au mètre cube?

*R.* La toise cube de Paris vaut 7 mètres cubes, 403883 millionièmes de mètre cube, ou 7403 décimètres cubes, 883 millièmes de décimètre cube, ou la toise cube de Paris vaut 7403883 centimètres cubes.

*D.* Quel est le rapport du pied cube au décimètre cube?

*R.* Le pied cube de Paris vaut 34 décimètres cubes, 27714 cent millièmes de décimètre cube, ou 34277 centimètres cubes, 14 centièmes de centimètre cube, ou enfin le pied cube de Paris vaut 34277140 millimètres cubes.

*D.* Quel est le rapport du pouce cube au centimètre cube?

*R.* Le pouce cube vaut 19 centimètres cubes 8365 dix millièmes de centimètre cube, ou 19836 millimètres cubes, 5 dixièmes de millimètre cube.

*D.* Quel est le rapport de la ligne cube au millimètre cube?

*R.* La ligne cube vaut 11 millimètres cubes 479 millièmes de millimètre cube.

*D.* Quel est le rapport du mètre cube à la toise cube?

*R.* Le mètre cube vaut 0 toise cube 1350642 dix millionièmes de toise cube, ou le mètre cube vaut 29 pieds cubes de Paris, 1739 dix millièmes de pied cube.

*D.* Quel est le rapport du décimètre cube au pied cube de Paris?

*R.* Le décimètre cube vaut 0 pied cube, 0291739 dix millionièmes de pied cube de Paris.

*D.* Quel est le rapport du centimètre cube au pouce cube de Paris?

*R.* Le centimètre cube vaut 0 pouce cube de Paris, 050412 millionièmes de pouce cube de Paris.

*D.* Quel est le rapport du millimètre cube à la ligne cube de Paris?

*R.* Le millimètre cube vaut 0 ligne cube, 08711 cent millièmes de ligne cube de Paris.

*D.* Comment convertirez-vous les toises cubes de Paris en mètres cubes, et les mètres cubes en toises cubes?

*R.* 1°. Pour convertir les toises cubes de Paris en mètres cubes, il faut multiplier le nombre invariable 7,403883 par les toises cubes à convertir en mètres cubes, le produit de la multiplication et de l'addition sera des mètres cubes après avoir retranché 6 chiffres; les 3 chiffres après la virgule représenteront des décimètres cubes, et les 3 chiffres après les décimètres cubes représenteront des centimètres cubes, attendu qu'il faut 1000 décimètres cubes pour 1 mètre cube.

comme il faut 1000 centimètres cubes pour 1 décimètre cube ; 2°. pour convertir les mètres cubes en toises cubes, il faut multiplier le nombre invariable 0,135064 par les mètres cubes et fraction à convertir, le produit de la multiplication et de l'addition sera des toises cubes après avoir retranché 6 chiffres sur la droite, plus le nombre de chiffres qu'il y aura de décimales aux mètres cubes à convertir.

*D.* Comment convertirez-vous les pieds cubes en décimètres cubes, et les décimètres cubes en pieds cubes?

*R.* 1°. Pour convertir les pieds cubes en décimètres cubes, il faut multiplier le nombre invariable 34,27714 par les pieds cubes à convertir, le produit de la multiplication et de l'addition sera des décimètres cubes après avoir retranché 5 chiffres sur la droite; les 3 chiffres après la virgule seront des centimètres cubes, et les 3 chiffres après les centimètres cubes seront des millimètres cubes; 2°. pour convertir les décimètres, centimètres et millimètres cubes en pieds cubes, il faut multiplier le nombre invariable 0,029174 par les décimètres, centimètres et millimètres cubes, le produit de la multiplication et de l'addition sera des pieds cubes après avoir retranché 6 chiffres sur la droite, plus le nombre de chiffres qu'il y aura de décimales aux décimètres cubes à convertir.

*D.* Comment convertirez-vous les pouces cubes en centimètres cubes, et les centimètres cubes en pouces cubes?

*R.* 1°. Pour convertir les pouces cubes en centimètres cubes, il faut multiplier le nombre invariable 19,8365 par les pouces cubes à convertir, le produit de la multiplication et de l'addition sera des centimètres cubes, après avoir retranché 4 chiffres sur la droite, les 3 chiffres après la virgule seront des millimètres cubes, attendu qu'il faut 1000 millimètres cubes pour 1 centimètre cube; 2°. pour convertir les centimètres cubes en pouces cubes, il faut multiplier le nombre invariable 0,050412 par les centimètres et millimètres cubes, le produit de la multiplication et de l'addition sera des pouces cubes après avoir retranché 6 chiffres sur la droite, plus le nombre de chiffres qu'il y aura de décimales aux centimètres cubes à convertir.

*D.* Comment convertirez-vous les lignes cubes en millimètres cubes, et les millimètres cubes en lignes cubes?

*R.* 1°. Pour convertir les lignes cubes en millimètres cubes, il faut multiplier le nombre invariable 11,479 par les lignes cubes à convertir, le produit de la multiplication et de l'addition sera des millimètres cubes après avoir retranché 3 chiffres sur la droite; les 3 chiffres après la virgule seront des millièmes de millimètre cube; 2°. pour convertir les millimètres cubes et fraction de ligne cube, il faut multiplier le nombre invariable 0,08711 par les millimètres cubes et fraction, le produit de la multiplication et de l'addition sera des lignes cubes après avoir retranché 5 chiffres sur la droite, plus le nombre de chiffres qu'il y aura de décimales aux millimètres à convertir.

## TRENTE-CINQUIÈME LEÇON.

### *Mesures itinéraires ou topographiques, anciennes et nouvelles, comparées entre elles.*

*D.* A quoi servent les mesures itinéraires ou topographiques?

*R.* A faire connaître et à fixer les distances d'un lieu à un autre.

*D.* Quelles étaient les anciennes mesures itinéraires de France?

*R.* C'était 1°. la lieue de poste; 2°. la lieue moyenne; 3°. la lieue de 25 au degré; et 4°. la lieue de 20 au degré.

*D.* Que valait en toises de Paris la lieue de poste?

*R.* Elle valait 2000 toises en longueur.

*D.* Que valait en toises de Paris la lieue moyenne?

*R.* Elle valait 2565 toises 37 centièmes de toise en longueur.

*D.* Que valait la lieue de 25 au degré en toises de Paris?

*R.* Elle valait 2280 toises $\frac{1}{3}$ en longueur.

*D.* Que valait en toises de Paris la lieue de 20 au degré?

*R.* Elle valait 2850 toises 41 centièmes de toise en longueur.

*D.* Quel inconvénient avait la lieue de poste et la lieue moyenne?

*R.* Celui d'exprimer des longueurs différentes selon les pays ou les localités.

*D.* Comment appelez-vous les mesures itinéraires qui remplacent les anciennes

*R.* Le *myriamètre* et le *kilomètre*.

*D.* Quelle est la longueur du myriamètre, et quelle partie est-il du quart du méridien terrestre, et du degré terrestre décimal ?

*R.* Le myriamètre est de 10000 mètres en longueur, ou de 5130 toises toises 74 centièmes de Paris, et est la millième partie du quart du méridien, et la dixième partie d'un degré terrestre décimal.

*D.* Quelle est la longueur du kilomètre, et quelle partie est-il du quart du méridien terrestre, et du degré terrestre de décimal ?

*R.* Le kilomètre vaut 1 dixième de moins que le myriamètre ; il vaut 10000 mètres en longueur, ou 513 toises 074 millièmes de toise de Paris, et est la dix millième partie du quart du méridien terrestre, et la centième partie du degré décimal, ou une *minute* décimale du degré terrestre.

*D.* Quelle est la longueur du décamètre, et quelle partie est-il du quart du méridien terrestre, et du degré terrestre décimal ?

*R.* Le décamètre vaut 1000 fois moins que le myriamètre, et 100 fois moins que le kilomètre ; il vaut donc 10 mètres en longueur, ou 5 toises 13074 cent millièmes de toise de Paris, et est la millionième partie du quart du méridien terrestre, et la dix millième partie du degré décimal, ou une *seconde* décimale du degré terrestre.

*D.* Quel avantage ont les nouvelles mesures itinéraires, d'après ce que nous venons de dire ?

*R.* Elles ont l'avantage d'être commodes pour la géographie et la navigation.

*D.* Quel est le rapport de la lieue de poste de 2000 toises de Paris, au myriamètre et au kilomètre (La lieue de poste était marquée, sur les routes, par des bornes placées de 1000 en 1000 toises, dont 2 bornes faisaient une lieue) ?

*R.* La lieue de poste de 2000 toises de Paris vaut 0 myriamètre, 3 kilomètres, 8 hectomètres, 9 décamètres et 8 mètres, ou 3898 mètres : 1000 myriamètres font le quart du méridien, et 1000 myriamètres donnant 2565 lieues anciennes 37 centièmes de lieue, la circonférence de la terre est donc de 10251 lieues 481 millièmes de lieue de 2000 toises l'une, ou de 2050296 toises, produit de 10251,481 multipliés par 2000, après avoir retranché 3 chiffres sur la droite, à cause des 3 décimales qu'il y a aux 10251 lieues 481 millièmes de lieue.

*D.* Quel est le rapport du myriamètre à la lieue de poste de 2000 toises, et de la lieue de poste au kilomètre ?

*R.* Le myriamètre vaut 2 lieues de poste 56537 cent millièmes, et le kilomètre vaut 0 toise de poste 256537 millionièmes de lieue de poste.

*D.* Quel est le rapport de la lieue moyenne de 2565 toises 37 centièmes de Paris, au myriamètre et au kilomètre ?

*R.* Deux de ces lieues font exactement 1 myriamètre ou 10000 mètres (Le myriam. valant 5130 toises 74 cent. de Paris). Le quart du méridien terrestre, composé de 1000 myriamètres, contenait donc 2000 lieues de 2565 toises 37 cent. de Paris, ce qui donnait pour la circonférence du globe 8000 lieues de 2565 toises 37 cent. de Paris. La lieue de 2565 toises 37 cent. de Paris répond exactement à une mesure itinéraire appelée *parasange*, en usage dans l'Égypte, la Turquie et dans presque toute l'Asie. (Voyez la *Métrologie universelle* de l'auteur, page 250, article Turquie.) C'est cette lieue qui, d'après l'arrêté du gouvernement du 25 thermidor an XI, fixe la distance de Paris aux chefs-lieux des départemens.

*D.* Quel est le rapport de la lieue de 2280 toises $\frac{1}{3}$ de Paris, celle de 25 au degré, au myriamètre et au kilomètre ?

*R.* La lieue de 2280 toises $\frac{1}{3}$ vaut 0 myriam., 4 kilom., 4 hectom., 4 décam. et 4 mètres, ou 4444 mètres. Neuf lieues de 2280 toises $\frac{1}{3}$ valent exactement 4 myriam., ou 40000 mètres.

*D.* Quel est le rapport du myriam. et du kilom., à la lieue de 25 au degré, de 2280 toises $\frac{1}{3}$ ?

*R.* Le myriam. vaut 2 lieues 25 cent. de 2280 toises $\frac{1}{3}$, et le kilom. vaut 0 lieue 225 mill. de 2280 toises $\frac{1}{3}$. D'après cela 1000 myriam., le quart du méridien terrestre, font donc exactement 2250 lieues de 2280 toises $\frac{1}{3}$ de 25 au degré ; ainsi, la circonférence de la terre est donc de 9000 lieues de 25 au degré, de 2280 toises $\frac{1}{3}$.

*D.* Quel est le rapport de la lieue marine de 20 au degré, de 2850 toises 41 cent. au myriam. et au kilom. ?

*R.* La lieue marine de 20 au degré, de 2850 toises 41 cent., vaut 0 myriam., 5 kilom., 5 hectom., 5 décam. et 6 mètres, ou 5556 mètres.

*D.* Quel est le rapport du myriam. et du kilom., à la lieue marine de 20 au degré, de 2850 toises 41 cent. ?

*R.* Le myriam. vaut 1 lieue marine 8 dixièmes, et le kilom. vaut 0 lieue 18 cent. marine de 20 au degré, de 2850 toises 41 cent. 5 myriam., ou 5000 mètres valent exactement 9 lieues marines de 20 au degré, de 2850 toises 41 cent.;

ainsi 1000 myriam., le quart du méridien terrestre, donnent 1800 lieues de 2850 toises 41 cent. de 20 au degré, la circonférence du globe contient donc 7200 lieues de 2850 toises 41 cent.

## TRENTE-SIXIÈME LEÇON.

### *Mesures pour le bois de chauffage, anciennes et nouvelles, comparées entre elles.*

*D.* Quelles étaient les anciennes mesures en usage en France, pour le bois de chauffage?

*R.* La corde des eaux et forêts, la corde de port, la corde de grand bois, la voie, l'auneau, le tonneau, la brasse, etc.

*D.* Quel inconvénient avaient ces différentes mesures?

*R.* Celui de ne présenter aucun terme de comparaison; la longueur des bûches, la hauteur et largeur des membrures variaient à l'infini dans chaque pays, et même dans les cantons et communes d'une même province.

*D.* Quelle est la nouvelle mesure pour le bois de chauffage qui remplace les anciennes?

*R.* C'est le *stère* ou mètre cube, qui répond à 29 pieds cubes 1739 mill.

*D.* En donnant aux bûches la longueur de 10 décim. ou 1 mètre, ou 3 pieds 1 pouce à la membrure, 10 décim. ou 1 mètre, ou 3 pieds 1 pouce de couche, et 10 décim. ou 1 mètre, ou 3 pieds 1 pouce de hauteur, on aura donc 1 mètre cube?

*R.* Oui, puisqu'en multipliant 10 décim. (valeur du mètre) par 10, on a 100 pour carré, qui multiplié par la troisième dimension 10 décim., on a 1000 décim. cubes, qui font bien 1 mètre cube. Les marchands de bois se servent du double stère, alors la membrure doit avoir 2 mètres de couche, la hauteur est toujours d'un mètre, ainsi que la longueur des bûches, et quand ils se servent du décastère, la couche doit avoir 10 mètres, etc.

*D.* Mais si les bûches avaient plus d'un mètre de long, ou moins d'un mètre, comment faudrait-il opérer pour trouver des mètres cubes?

*R.* Pour convertir en stères ou mètres cubes une quantité quelconque de bois de chauffage, dont les bûches seraient plus longues ou plus courtes d'un mètre, il suffit de multiplier la longueur des bûches par la longueur de la pile, et le produit par la hauteur de la pile.

*D.* Donnez-nous un exemple?

*R.* Le voici. Supposons la longueur des bûches de m. 1,21 centimètres, première dimension, premier multiplicand.
La longueur de la pile de 10,75 cent., deuxième dimension, premier multiplicateur.

```
                          605
                         847
                        121
Premier produit. .     13,0075 deuxième multiplicande.
Hauteur de la pile        7,24 cent., troisième dimension, deuxième multiplicateur.
                        520300
                       260150
                      910525
Dernier produit. . .  94,174300 = 94 stères 17 cent. de stère.
```

J'ai retranché 6 chiffres sur la droite du dernier produit, attendu qu'il y a 2 décimales à chaque dimension, c'est-à-dire, 2 décimales à la longueur des bûches, première dimension, 2 décimales à la longueur ou couche de la pile, deuxième dimension, et 2 décimales à la hauteur de la pile, troisième dimension.

*D.* Que prouve l'opération que vous venez de faire?

*R.* L'avantage des nouvelles mesures, et la facilité d'opérer promptement et sûrement.

*Décimètre (10ème partie du mètre), 100 millioniemes partie du quart du méridien, ou 3 pouces 8 lignes 2/3, ou 44 lignes 3296 dix millièmes de ligne de Paris.*

## DÉCIMETRE.

| | | | | | | | | | |
|---|---|---|---|---|---|---|---|---|---|
| 1 Centimètre | 2 Centimètres | 3 Centimètres | 4 Centimètres | 5 Centimètres | 6 Centimètres | 7 Centimètres | 8 Centimètres | 9 Centimètres | 10 Centimètres |
| 10 Millimètres | 20 Millimètres | 30 Millimètres | 40 Millimètres | 50 Millimètres | 60 Millimètres | 70 Millimètres | 80 Millimètres | 90 Millimètres | 100 Millimètres |

*Demi-pied de Paris, ou 6 pouces, ou 72 lignes, ou enfin 1 décimètre et 62 millimètres 1/2.*

| | | | | | |
|---|---|---|---|---|---|
| 1 Pouce. | 2 Pouces. | 3 Pouces. | 4 Pouces. | 5 Pouces. | 6 Pouces. |
| 12 Lignes. | 24 Lignes. | 36 Lignes. | 48 Lignes. | 60 Lignes. | 72 Lignes. |

*8ème Partie de l'aune de Paris de 524 lignes, (celle qui servait a régler le rapport des mesures étrang.res), 5 pouces 5 lignes 1/2, ou 1 décimètre 4 centimètres et 8 millimètres, ou 1 décimètre et 48 millimètres, ou 148 millimètres.*

| | | | | | | | | | | | | | | |
|---|---|---|---|---|---|---|---|---|---|---|---|---|---|---|
| 1 Centimètre | 2 Centimètres | 3 Centimètres | 4 Centimètres | 5 Centimètres | 6 Centimètres | 7 Centimètres | 8 Centimètres | 9 Centimètres | 10 Centimètres | 11 Centimètres | 12 Centimètres | 13 Centimètres | 14 Centimètres | 8 Millimètres |
| 10 Millimètres | 20 Millimètres | 30 Millimètres | 40 Millimètres | 50 Millimètres | 60 Millimètres | 70 Millimètres | 80 Millimètres | 90 Millimètres | 100 Millimètres | 110 Millimètres | 120 Millimètres | 130 Millimètres | 140 Millimètres | 148 Millimètres |

*8ème partie de l'aune de Paris étalonnée 1 mètre et 10 centimètres (celle dont les marchands font usage pour le détail) 5 pouces 6 lignes 1/2, ou 66 lignes 1/2 ou 1 décimètre 5 centimètres ou 150 millimètres.*

| | | | | | | | | | | | | | | |
|---|---|---|---|---|---|---|---|---|---|---|---|---|---|---|
| 1 Centimètre | 2 Centimètres | 3 Centimètres | 4 Centimètres | 5 Centimètres | 6 Centimètres | 7 Centimètres | 8 Centimètres | 9 Centimètres | 10 Centimètres | 11 Centimètres | 12 Centimètres | 13 Centimètres | 14 Centimètres | 15 Centimètres |
| 10 Millimètres | 20 Millimètres | 30 Millimètres | 40 Millimètres | 50 Millimètres | 60 Millimètres | 70 Millimètres | 80 Millimètres | 90 Millimètres | 100 Millimètres | 110 Millimètres | 120 Millimètres | 130 Millimètres | 140 Millimètres | 150 Millimètres |

Nota. *Voyez à la fin de cet ouvrage l'extrait des lois concernant les poids et mesures, et nottament l'arrêté de S. E. le Ministre de l'intérieur en date du 21 février 1816.*

D. Quelles étaient les mesures pour le bois de chauffage, les plus généralement connues?
R. La voie de Paris, la corde des eaux et forêts dite d'ordonnance, la corde de grand bois et la corde de port.
D. Quelles étaient les dimensions de la voie de bois de Paris?
R. Les bûches étaient de 3 pieds 6 pouces de long, la couche de la membrure était de 4 pieds, et la hauteur de 4 ...ds, ce qui donnait 56 pieds cubes.
D. Démontrez-nous que ces trois dimensions produisent 56 pieds cubes?
R. Je commence par convertir les trois dimensions en pouces, attendu qu'il y a des pouces à une des dimensions; ...r cela, je multiplie la première dimension, 3 pieds 6 pouces, par 12, attendu qu'il faut 12 pouces pour 1 pied; ...i, les 3 pieds 6 pouces donnent, pour première dimension, 42 pouces : je convertis également la deuxième dimension ...pouces, en multipliant 4 par 12, ce qui me donne pour deuxième dimension 48 pouces, et enfin je convertis la ...ième dimension en pouces, en multipliant 4 par 12, ce qui me donne 48 pouces; je multiplie l'une par l'autre ... 3 dimensions, ce qui produit des pouces cubes, que je divise par 1728 pour avoir des pieds cubes, attendu qu'il ... 1728 pouces cubes pour 1 pied cube.
D. Donnez-nous l'exemple?
R. Le voici.

| | | |
|---|---|---|
| Longueur des bûches | 42 | pouces, première dimension, premier multiplicande. |
| Longueur de la couche | 48 | pouces, deuxième dimension, premier multiplicateur. |
| | 336 | |
| | 168 | |
| Premier produit. . . | 2016 | deuxième multiplicande. |
| Hauteur de la couche | 48 | pouces, troisième dimension, deuxième multiplicateur. |
| | 16128 | |
| | 8064 | |
| Dernier produit. . | 96768 | pouces cubes. |
| ...iseur. 1728 pouces cubes, valeur d'un pied cube. | 10368 | |
| ...otient. 56 pieds cubes, preuve. | 0000 | |

D. Quelles étaient les dimensions de la corde des eaux et forêts ou d'ordonnance?
R. Les bûches étaient de 4 pieds de long, la couche de 4 pieds de large, et la hauteur de 7 pieds, ce qui donne 112 ...ds cubes (double de la voie de Paris), produit de 4 multiplié par 4, ce qui donne 16, qui, multiplié par 7, donne ...n 112 pieds cubes.
D. Quelles étaient les dimensions de la corde dite de grand bois?
R. Les bûches étaient de 4 pieds de long, la couche de 4 pieds de large, et la hauteur de 8 pieds, ce qui donne 128 ...ds cubes, produit de 4 multiplié par 4, donne 16, qui, multiplié par 8, donne bien 128 pieds cubes.
D. Quelles étaient les dimensions de la corde dite de port?
R. Les bûches étaient de 3 pieds 6 pouces ou 42 pouces de long, la couche de 8 pieds ou 96 pouces, et la hauteur ...5 pieds ou 60 pouces, ce qui donne 140 pieds cubes, produit de 42 multiplié par 96, donne 4032, qui, multiplié ... 60, donne 241920, qui, divisé par 1728, donne bien 140 pieds cubes.
D. Comment convertirez-vous les voies de bois de Paris en stères, et les stères en voies de bois de Paris?
R. 1°. Pour convertir les voies de bois de Paris en stères, il faut multiplier le nombre invariable 1,919524 par le ...nbre de voies de bois de Paris; le produit de la multiplication et de l'addition sera des stères, après avoir retranché ...hiffres sur la droite, les 2 chiffres après la virgule seront des centièmes de stère; 2°. pour convertir les stères en voies ...bois de Paris, il faut multiplier le nombre invariable 0,520962 par le nombre de stères; le produit de la multiplica... ...n et de l'addition sera des voies de bois de Paris, après avoir retranché 6 chiffres sur la droite, plus le nombre de ...ffres qu'il y aura de décimales aux stères à convertir.
D. Comment convertirez-vous les cordes des eaux et forêts en stères, et les stères en cordes des eaux et forêts?
R. 1°. Pour convertir les cordes des eaux et forêts en stères, il faut multiplier le nombre invariable 3,839048 par le

nombre de cordes des eaux et forêts; le produit de la multiplication et de l'addition sera des stères, après avoir retranché 6 chiffres sur la droite, les 3 chiffres après la virgule seront des millièmes de stères; 2°. pour convertir les stères et fraction en cordes des eaux et forêts, il faut multiplier le nombre invariable 0,260481 par le nombre de stères et fraction; le produit de la multiplication et de l'addition sera des cordes des eaux et forêts, après avoir retranché 6 chiffres sur la droite, plus le nombre de chiffres qu'il y aura de décimales aux stères à convertir.

*D.* Comment convertirez-vous les cordes dites de grand bois en stères, et les stères en cordes de grand bois?

*R.* 1°. Pour convertir les cordes dites de grand bois en stères, il faut multiplier le nombre invariable 4,387483 par le nombre de cordes dites de grand bois; le produit de la multiplication et de l'addition sera des stères, après avoir retranché 6 chiffres sur la droite, les 3 chiffres après la virgule seront des millièmes de stères; 2°. pour convertir les stères et fraction en cordes dites de grand bois, il faut multiplier le nombre invariable 0,22792 par le nombre de stères et fraction; le produit de la multiplication et de l'addition sera des cordes dites de grand bois, après avoir retranché 5 chiffres sur la droite, plus le nombre de chiffres qu'il y aura de décimales aux stères à convertir.

*D.* Comment convertirez-vous les cordes dites de port en stères, et les stères en cordes dites de port?

*R.* 1°. Pour convertir les cordes dites de port en stètres, il faut multiplier le nombre invariable 4,79882 par le nombre de cordes dites de port; le produit de la multiplication et de l'addition sera des stères, après avoir retranché 5 chiffres sur la droite, les 3 chiffres après la virgule seront des millièmes de stères; 2°. pour convertir les stères et fraction en cordes dites de port, il faut multiplier le nombre invariable 0,208385 par le nombre de stères et fraction; le produit de la multiplication et de l'addition sera des cordes dites de port, après avoir retranché 6 chiffres sur la droite, plus le nombre de chiffres qu'il y aura de décimales aux stères à convertir.

*D.* Quel est le tarif de ce qui doit être payé pour la vérification et le poinçonnage des mesures pour le bois de chauffage?

*R.* Conformément à l'arrêté du 29 prairial an 9, art. XI, il doit être payé; savoir:

Pour le double stère (2 mètres cubes) et stère (mètre cube) 75 centimes.

## TRENTE-SEPTIÈME LEÇON.

### *Mesures de capacité pour les liquides anciennes et nouvelles comparées entre elles.*

*D.* Quelles étaient les anciennes mesures de capacité pour les liquides à Paris?

*R.* Le muid, la feuillette, le quartaut, la velte et la pinte.

*D.* Que valaient le muid, la feuillette, le quartaut, la velte et la pinte?

| | | | | | | | |
|---|---|---|---|---|---|---|---|
| *R.* 1°. La capacité du muid était de | 13521 | pouces cubes | 60 | cent. de Paris, | il valait | 288 | pintes de Paris. |
| 2°. La capac. de la feuill. était de | 6760 | *id.* | 80 | *id.* | | 144 | *id.* |
| 3°. La capacité du quartaut était de | 3380 | *id.* | 40 | *id.* | | 72 | *id.* |
| 4°. La capacité de la velte était de | 375 | *id.* | 60 | *id.* | | 8 | *id.* |
| 5°. La capacité de la pinte était de | 46 | *id.* | 95 | *id.* | | 1 | *id.* |

*D.* Quelles sont les mesures nouvelles qui ont remplacé les anciennes mesures de France?

*R.* Le *kilolitre* (mètre cube), l'*hectolitre* (cent décimètres cubes), le *décalitre* (dix décimètres cubes), le *litre* (un décimètre cube), le *décilitre* (cent centimètres cubes), le *centilitre* (dix centimètres cubes), et le *millilitre* (un centimètre cube.)

*D.* Quel est le rapport du *muid*, de la *feuillette*, du *quartaut*, de la *velte* et de la *pinte* de Paris au kilolitre, à l'hectolitre, au décalitre, au litre, au décilitre et centilitre?

| | | | | | | | | |
|---|---|---|---|---|---|---|---|---|
| *R.* 1°. Le muid vaut | 0 kil., | 2 hect., | 6 décal., | 8 litr., | 2 décil., | 2 centil., | ou bien 268 litres | 22 centilitres. |
| 2°. La feuillette vaut | 0 *id.* | 1 *id.* | 3 *id.* | 4 *id.* | 1 *id.* | 1 *id.* | 134 *id.* | 11 *id.* |
| 3°. Le quartaut vaut | 0 *id.* | 0 *id.* | 6 *id.* | 7 *id.* | 0 *id.* | 5 *id.* | 67 *id.* | 055 millilitres. |
| 4°. La velte vaut | 0 *id.* | 0 *id.* | 0 *id.* | 7 *id.* | 4 *id.* | 5 *id.* | 7 *id.* | 45 centilitres. |
| 5°. La pinte vaut | 0 *id.* | 0 *id.* | 0 *id.* | 0 *id.* | 9 *id.* | 3 *id.* | 0 *id.* | 931 millilitres. |

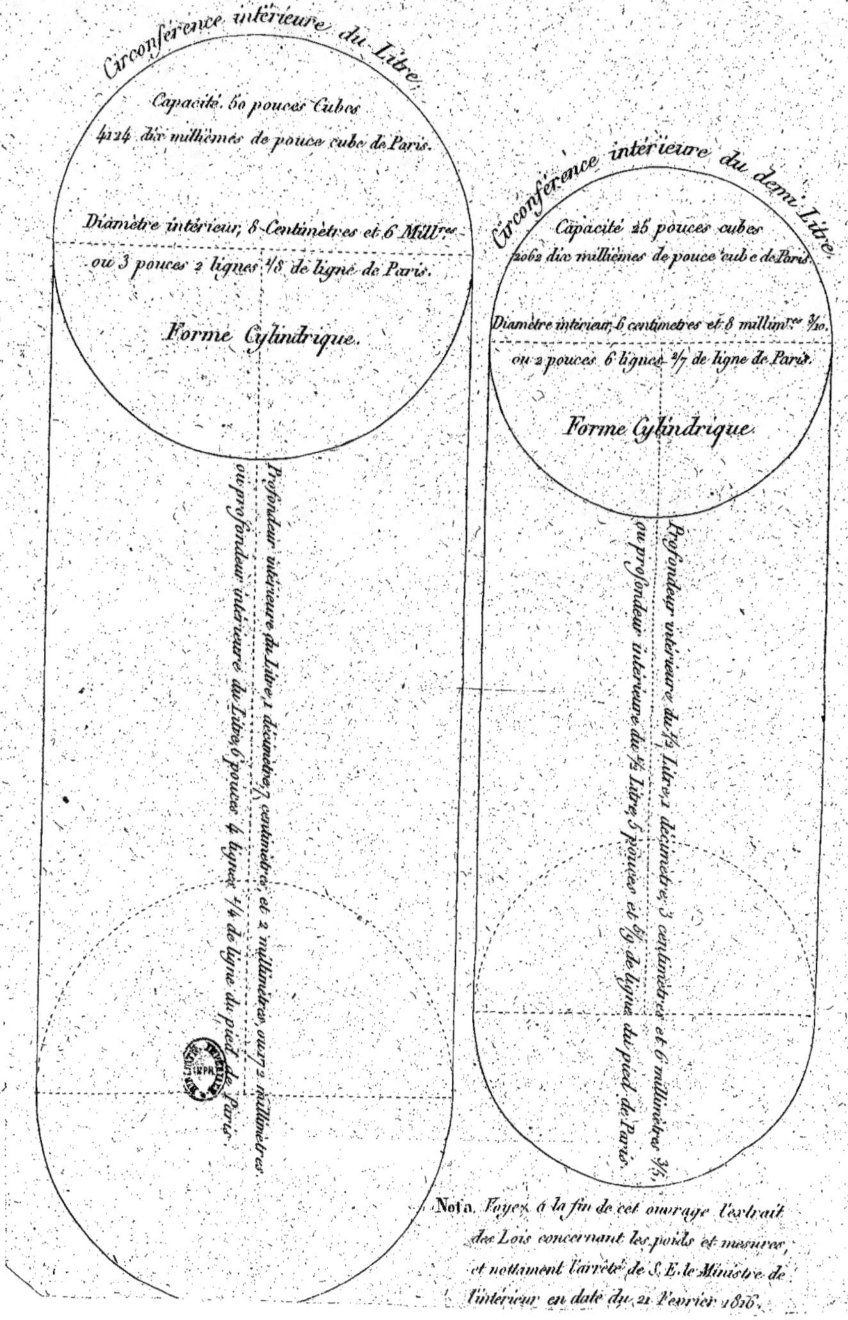


**Nota.** *Voyez à la fin de cet ouvrage l'extrait des Lois concernant les poids et mesures, et nottament l'arrêté de S. E. le Ministre de l'intérieur en date du 21 Février 1816.*

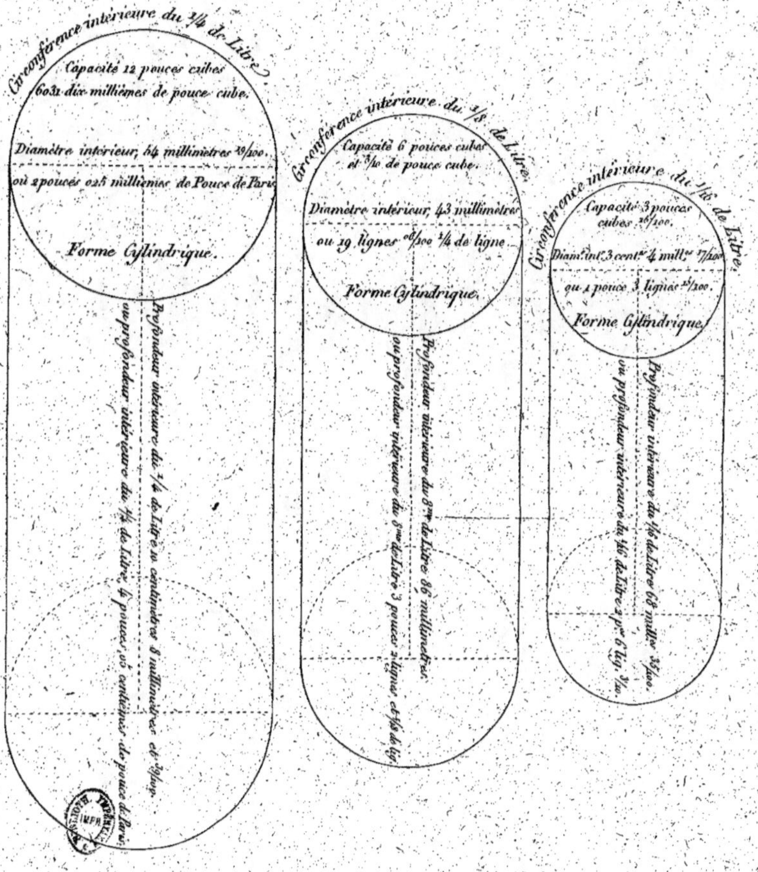


**Nota.** *Voyez à la fin de cet ouvrage l'extrait des Lois concernant les Poids et mesures, et notamment l'arrêté de S. E. le Ministre de l'intérieur en date du 21 Février 1816.*

*D.* Quel est le rapport du kilolitre, de l'hectolitre, du décalitre, litre, décilitre et centilitre en pintes de Paris?

*R.* 1°. Le kilolitre vaut 1000 litr. ou 50412 pouces cubes, $\frac{4}{10}$, ou 1073 pintes $\frac{75}{100}$, ou 3 muids 7283 dix millièm.

2°. L'hectol. vaut 100 litr. ou 5041 pouc. cubes $\frac{24}{100}$, ou 107 pintes $\frac{375}{1000}$, ou o feuillette 7457 dix millièmes.

3°. Le décalitre vaut 10 lit. ou 504 pouc. cubes $\frac{124}{1000}$, ou 10 pintes $\frac{74}{100}$, ou o quartaut 1491 dix millièmes.

4°. Le litre vaut o litre ou 50 pouc. cubes $\frac{4124}{10000}$, ou 1 pinte $\frac{17}{100}$, ou o velte 1342 dix mill., ou 1 pinte $\frac{74}{1000}$.

5°. Le décilitre vaut o litre ou 5 pouc. cubes $\frac{04124}{100000}$, ou o pinte $\frac{11}{100}$.

6°. Le centilitre vaut o litre ou o pouc. cube $\frac{504124}{1000000}$, ou o pinte $\frac{1}{1000}$.

*D.* Vous voyez ci-dessus que la pinte ancienne de Paris vaut 46 pouces cubes 95 centièmes, et que le litre vaut 50 pouces cubes 4124 dix millièmes; il s'en suit donc que l'ancienne pinte de Paris est plus petite de 3 pouces cubes 4624 dix millièmes que le titre. Comment pourrez-vous connaître et vérifier la mesure du marchand sans faire de calcul, dans le cas où il donnerait la pinte pour un litre?

*R.* En mesurant la profondeur et le diamètre de la mesure.

*D.* Quelles étaient les dimensions de la double pinte de Paris, de la pinte, de la $\frac{1}{2}$ pinte et du $\frac{1}{12}$ de pinte de Paris?

*R.* Les voici.

***Dimensions des anciennes mesures de capacité pour la vente des vins et eau-de-vie en détail.***

| Double pinte de Paris de 93 pouces 9 dixièm. | Pinte de Paris de 46 pouces cubes 95 centièmes. | Demi-pinte de Paris de 23 pouc. cubes 47 centièmes. | Douzièm. de pinte de Paris de 3 pouc. cubes 91 centièmes. | Seizièm. de pinte de Paris de 2 pouc. cubes 94 centièmes. | OBSERVATIONS. |
|---|---|---|---|---|---|
| Profondeur 8 pouces $\frac{1}{14}$ de lig. ou 96 lignes 214 milliè. de ligne. Diam., 3 pouc. 10 lig. $\frac{1}{7}$ de lig., ou 46 lignes $\frac{1}{3}$. | Profondeur 5 pouc. 11 lignes $\frac{1}{2}$, ou 71 lign. $\frac{5}{10}$. Diamèt. 3 pouc. 2 lignes, ou 38 lign. de Paris. | Profondeur 3 pouc. 3 lign., $\frac{4}{5}$, ou 39 lignes 84 cent. Diamètre, 3 pouc., ou 36 lign. de Paris. | Profondeur 2 pouc. 3 lign. $\frac{9}{10}$, ou 27 lignes $\frac{9}{10}$. Diam., 1 pouce 5 lign. $\frac{2}{5}$, ou 17 lign. $\frac{6}{10}$ de Paris. | Profondeur 2 pouc. 2 lign. $\frac{1}{3}$, ou 26 lignes 33 cent. Diamètre, 1 pouc. 3 lignes $\frac{2}{3}$, ou 15 lignes 66 cent. de Paris | D'après l'examen qui a été fait de la capacité de la pinte de Paris, il a été reconnu qu'elle ne contenait que 46 pouc. cubes 95 centièmes, au lieu de 48 pouces cubes; c'est d'après cette fixation officielle que nous avons établi les rapports ci-contre. |

*D.* Comment ferez-vous l'opération pour trouver la capacité en pouces cubes de la pinte de Paris?

*R.* Pour la trouver, il faut multiplier le diamètre par 22, et diviser le produit par 7, pour avoir la circonférence, dont on prend la moitié qu'on multiplie par la moitié du diamètre pour avoir des lignes carrées; on multiplie ensuite les lignes carrées par la profondeur, afin d'obtenir des lignes cubes, et on divise ensuite le produit par 1728, attendu qu'il faut 1728 lignes cubes pour 1 pouce cube, le quotient de la division sera des pouces cubes et la capacité cherchée.

*D.* Pourquoi faut-il multiplier le diamètre par 22, et diviser le produit par 7, pour avoir la circonférence?

*R.* Parce que *Archimède* a trouvé qu'un cercle qui aurait 7 unités de diamètre en aurait 22 de circonférence; ainsi, il sera donc toujours aisé, au moyen du rapport de 7 à 22, de trouver la circonférence d'un cercle dont on aurait le diamètre.

*D.* Qu'entendez-vous par *diamètre* et *circonférence*?

*R.* Le diamètre est la ligne droite qui, passant par le centre du cercle, le divise en deux parties égales, et la circonférence est le tour de la figure ou la ligne qui enferme le cercle.

*D.* Quelle est la forme et les dimensions des nouvelles mesures pour le vin et l'eau-devie en détail?

*R.* La forme est *cylindrique*, c'est-à-dire, de figure longue et ronde, et d'égale grosseur partout; la hauteur est double du diamètre, voici le tableau.

*Nota.* En comptant la pinte de Paris pour 48 pouces cubes, 1 velte vaudrait 7 litres, 6 décilitres et 2 centilitres; 10 veltes vaudraient 76 litres, 2 décilitres; et 100 veltes vaudraient 762 litres. Au lieu qu'en comptant la pinte pour 46 pouces cubes 95 centièmes, sa capacité réelle, 1 velte ne vaut que 7 litres 4 décilitres et 5 centilitres; 10 veltes valent 74 litres 5 décilitres; et 100 veltes valent 745 litres.

| NOMS DES MESURES. | Valeur en litres. | | Décimètres en millimètres. | | Hauteur en millimètres. | | Diamètre en pieds, pouces et lignes de Paris. | | | Hauteur en pieds, pouces et lignes de Paris | | | Valeur en pouces cubes de Paris. | |
|---|---|---|---|---|---|---|---|---|---|---|---|---|---|---|
| | Litr. | centil. | | | | | Pieds, | pouc. | lig. | Pieds, | pouc. | lig. | P. c. | fract. |
| Hectolitre. . . . . . | 100 | » | 399 | 3 | 798 | 5 | 1 | 2 | 9 | 2 | 5 | 6 | 5041 | 24 |
| Demi-hectolitre. . . | 50 | » | 316 | 9 | 633 | 8 | » | 11 | 8 $\frac{1}{2}$ | 1 | 11 | 5 | 2520 | 62 |
| Double décalitre. . . | 20 | » | 233 | 5 | 467 | » | » | 8 | 7 $\frac{1}{2}$ | 1 | 5 | 3 | 1008 | 248 |
| Décalitre. . . . . . | 10 | » | 185 | 3 | 370 | 6 | » | 6 | 10 $\frac{1}{7}$ | 1 | 1 | 8 $\frac{2}{7}$ | 504 | 124 |
| Demi-décalitre. . . | 5 | » | 147 | 1 | 294 | 2 | » | 5 | 5 $\frac{1}{7}$ | » | 10 | 10 $\frac{2}{3}$ | 252 | 062 |
| Double litre. . . . . | 2 | » | 108 | 4 | 216 | 7 | » | 4 | » | » | 8 | » | 100 | 8248 |
| Litre. . . . . . . . . | 1 | » | 86 | » | 172 | » | » | 3 | 2 $\frac{1}{8}$ | » | 6 | 4 $\frac{1}{4}$ | 50 | 4124 |
| Demi-litre. . . . . . | 0 | 50 | 68 | 3 | 136 | 6 | » | 2 | 6 $\frac{2}{7}$ | » | 5 | » $\frac{1}{6}$ | 25 | 2062 |
| Double décilitre. . . | 0 | 20 | 50 | 3 | 100 | 6 | » | 1 | 10 $\frac{1}{10}$ | » | 3 | 8 $\frac{4}{7}$ | 10 | 08248 |
| Décilitre. . . . . . | 0 | 10 | 39 | 9 | 79 | 8 | » | 1 | 5 $\frac{2}{3}$ | » | 2 | 11 $\frac{1}{3}$ | 5 | 04124 |
| Demi-décilitre. . . . | 0 | 05 | 31 | 7 | 63 | 4 | » | 1 | 2 $\frac{1}{20}$ | » | 2 | 4 $\frac{1}{10}$ | 2 | 52062 |

*D.* Comment faut-il opérer pour trouver combien une mesure cylindrique contient de litres, le diamètre étant exprimé en millimètres ainsi que la hauteur?

*R.* Il faut multiplier le diamètre par 3,14, prendre la moitié du produit, multiplier la moitié de ce produit par la moitié du diamètre connu, le produit par la hauteur ou longueur connue, le produit de la multiplication et de l'addition sera des litres, après avoir retranché 6 chiffres sur la droite, plus le nombre de chiffres qu'il y aura de décimales aux millimètres. 1000 millimètres font 1 centimètre cube, comme 1000 centimètres font 1 décimètre cube, et comme enfin 1000 décimètres font 1 mètre cube.

*D.* Quelles sont les dimensions des nouvelles bariques pour le vin et l'eau-de-vie, leur contenance en litres et en pouces cubes de Paris?

*R.* Voici le tableau.

| NOMS DES PIÈCES. | Capacité en litr. | LONGUEUR INTÉRIEURE de la barique en | | | | DIAMÈTRE DU BOUGE de la barique en | | | | DIAMÈTRE DES FONDS de la barique en | | | | VALEUR des bariques en pouces cubes de Paris. | |
|---|---|---|---|---|---|---|---|---|---|---|---|---|---|---|---|
| | | Millim. | Pieds, pouces et lignes de Paris. | | | Millim. | Pieds, pouces et lignes de Paris. | | | Millim. | Pieds, pouces et lignes de Paris. | | | | |
| | | | Pied, | p. | lig. | | Pieds, | p. | lig. | | Pieds, | p. | lig. | P. cub. | cent. |
| Demi-hectolitre. . . . . . . . | 50 | 454 | 1 | 4 | 9 $\frac{1}{4}$ | 389 | 1 | 2 | 4 $\frac{1}{2}$ | 345 | 1 | » | 9 $\frac{1}{4}$ | 2520 | 62 |
| 1 hectolitre. . . . . . . . . . | 100 | 572 | 1 | 9 | 1 $\frac{1}{2}$ | 490 | 1 | 5 | 3 $\frac{1}{3}$ | 435 | 1 | 4 | » $\frac{1}{6}$ | 5041 | 24 |
| 2 *id.* . . . . . . . . . . . . | 200 | 720 | 2 | 2 | 7 $\frac{1}{16}$ | 618 | 1 | 10 | 10 | 548 | 1 | 8 | 2 $\frac{1}{10}$ | 10082 | 48 |
| 3 *id.* . . . . . . . . . . . . | 300 | 825 | 2 | 6 | 5 $\frac{3}{7}$ | 707 | 2 | 2 | 5 $\frac{2}{3}$ | 628 | 1 | 11 | 2 $\frac{1}{2}$ | 15123 | 72 |
| 4 *id.* . . . . . . . . . . . . | 400 | 908 | 2 | 9 | 2 $\frac{1}{2}$ | 778 | 2 | 4 | 8 $\frac{5}{6}$ | 691 | 2 | 1 | 6 $\frac{4}{11}$ | 20164 | 86 |
| 5 *id.* . . . . . . . . . . . . | 500 | 978 | 3 | » | 1 $\frac{1}{2}$ | 838 | 2 | 6 | 11 $\frac{1}{2}$ | 745 | 2 | 3 | 6 $\frac{1}{2}$ | 25206 | 20 |
| 6 *id.* . . . . . . . . . . . . | 600 | 1039 | 3 | 2 | 4 $\frac{1}{2}$ | 891 | 2 | 8 | 11 | 791 | 2 | 5 | 2 $\frac{1}{2}$ | 30247 | 44 |
| 7 *id.* . . . . . . . . . . . . | 700 | 1093 | 3 | 4 | 4 $\frac{1}{2}$ | 938 | 2 | 10 | 7 $\frac{4}{5}$ | 833 | 2 | 6 | 9 $\frac{1}{2}$ | 35288 | 68 |
| 8 *id.* . . . . . . . . . . . . | 800 | 1144 | 3 | 6 | 3 $\frac{1}{3}$ | 980 | 3 | » | 2 $\frac{2}{3}$ | 871 | 2 | 8 | 2 $\frac{7}{10}$ | 40329 | 92 |
| 9 *id.* . . . . . . . . . . . . | 900 | 1190 | 3 | 7 | 11 $\frac{1}{2}$ | 1019 | 3 | 1 | 7 $\frac{7}{10}$ | 906 | 2 | 9 | 5 $\frac{1}{3}$ | 45371 | 16 |
| 10 *id.* ou 1 kilolitre. . . | 1000 | 1232 | 3 | 9 | 6 $\frac{1}{10}$ | 1056 | 3 | 3 | $\frac{3}{25}$ | 938 | 2 | 10 | 7 $\frac{2}{3}$ | 50412 | 40 |

*D.* Dans quels rapports le tableau ci-dessus est-il établi?

*R.* D'après l'instruction du 7 pluviôse an 7 qui a réglé la forme des nouvelles futailles, ensorte que la longueur intérieure de la barique, le diamètre du bouge de la barique, et le diamètre des fonds de la barique, fussent toujours dans le rapport de 10,5, 9 et 8; c'est-à-dire, que la longueur intérieure doit être de 10 $\frac{1}{2}$ à 9 pour le diamètre du bouge, et la longueur intérieure de 10 $\frac{1}{2}$ à 8 pour le diamètre des fonds; ainsi, pour trouver les rapports ci-dessus, il suffit donc de multiplier la longueur intérieure par 9, et diviser le produit par 105 pour avoir le diamètre du bouge, et, pour avoir le diamètre des fonds, on multiplie la longueur intérieure par 8, et on divise par 105.

*D.* Comment faut-il opérer pour trouver ce que contient en litres une barique ou tonneau de vin, dont la longueur intérieure est exprimée en millimètres, ainsi que les diamètres du bouge et des fonds, comme par le tableau, page 76?

*R.* Pour trouver le nombre de litres que contient le tonneau ou la barique, il faut doubler le diamètre du bouge, et l'additionner avec le diamètre des fonds, et prendre ensuite le tiers du produit qui sera le diamètre moyen; on multiplie ensuite le diamètre moyen (pour éviter la proportion de 7 à 22) par 3,143 (rapport d'Archimède présenté en décimales); le produit de la multiplication et de l'addition sera des millimètres de circonférence dont on prend la moitié, qu'on multiplie par la moitié du diamètre moyen; le produit de la multiplication et de l'addition sera des millimètres carrés qui seront multipliés par la longueur intérieure, le produit sera des millimètres cubes, desquels on retranchera 1°. autant de chiffres sur la droite qu'il y aura de décimales aux millimètres; et 2°. enfin 6 chiffres de plus, attendu qu'il faut un million de millimètres cubes pour 1 litre ou décimètres : tous les chiffres devant la virgule seront des litres.

*D.* Comment convertirez-vous les veltes en litres, et les litres en veltes?

*R.* 1°. Pour convertir les veltes en litres, il faut multiplier le nombre invariable 7,45055 par le nombre de veltes à convertir, le produit de la multiplication et de l'addition sera des litres, après avoir retranché 2 chiffres sur la droite, les 5 chiffres après la virgule seront des centilitres; 2°. pour convertir les litres et centilitres en veltes, il faut multiplier le nombre invariable 0,13422 par le nombre de litres et centilitres, le produit de la multiplication et de l'addition sera des veltes, après avoir retranché 5 chiffres sur la droite, plus le nombre de chiffres qu'il y aura de décimales aux litres à convertir.

*D.* Comment convertirez-vous les pintes en litres, et les litres en pintes?

*R.* 1°. Pour convertir les pintes en litres, il faut multiplier le nombre invariable 0,93132 par les pintes à convertir, le produit de la multiplication et de l'addition sera des litres après avoir retranché 5 chiffres sur la droite, les 2 chiffres après la virgule seront des centilitres; 2°. pour convertir les litres et centilitres en pintes, il faut multiplier le nombre invariable 1,07375 par les litres à convertir, le produit de la multiplication et de l'addition sera des pintes de Paris après avoir retranché 5 chiffres sur la droite, plus le nombre de chiffres qu'il y aura de décimales eux litres à convertir.

*D.* Quel est le tarif de ce qui doit être payé pour la vérification et le poinçonnage des mesures pour les liquides?

*R.* Conformément à l'arrêté du 29 prairial an XI, il doit être payé, savoir :

| | |
|---|---|
| Par double décalitre (mesure de 20 litres), décalitre (mesure de 10 litres) et demi-décalitre (5 litres) | 50 cent. |
| Par litre. | 15 *id.* |
| Par double litre (2 litres). | 20 *id.* |
| Par demi-litre, double décilitre (cinquième partie du litre), décilitre (dixième partie du litre). | 10 *id.* |

Pour les mesures à lait, il sera payé moitié seulement des sommes ci-dessus.

*D.* Quelles sont les erreurs tolérables sur les mesures pour les liquides, d'après les instructions émanées du ministre de l'intérieur?

*R.* Les erreurs tolérables sont pour les mesures pour les liquides, savoir :

Double litre (2 litres), il est toléré en plus seulement 3 grammes sur les mesures à vin, et 4 grammes pour celles à lait.

| | | | | |
|---|---|---|---|---|
| Le litre. | 2 | *id.* | 3 | *id.* |
| Demi-litre. | $1 \frac{1}{2}$ | *id.* | 2 | *id.* |
| Double décilitre. | 1 | *id.* | $1 \frac{1}{2}$ | *id.* |
| Décilitre. | $0 \frac{6}{10}$ | *id.* | 1 | *id.* |
| Demi-décilitre. | $0 \frac{4}{10}$ | *id.* | 0 | *id.* |
| Double centilitre. | $0 \frac{3}{10}$ | *id.* | 0 | *id.* |
| Centilitre. | $0 \frac{2}{10}$ | *id.* | 0 | *id.* |

Les mesures en cuivre ne sont pas recevables à la vérification, celles d'alliage, d'étain et de plomb, doivent être de $\frac{18}{100}$ de plomb, et de $\frac{82}{100}$ d'étain : celles pour le lait peuvent être en fer-blanc.

*D.* Quel est le poids de l'eau que contient le litre?

*R.* De 1 kilogramme ou 1000 grammes.

*D.* Quel est le poids du vin et de l'eau-de-vie que contient le litre?

*R.* Pas tout-à-fait 1 kilogramme, au surplus ces matières ne se vendent pas au poids.

*D.* Combien pèse le litre d'huile à manger?

*R.* Cette matière est plus légère que les autres liquides, d'après les expériences faites; le litre d'huile à manger pèse, à la température de 14 degrés du thermomètre de Réaumur, 915 grammes, c'est-à-dire, 85 grammes moins que l'eau.

## TRENTE-HUITIÈME LEÇON.

### *Mesures de capacité pour les grains, anciennes et nouvelles, comparées entre elles.*

*D.* Quelles étaient les anciennes mesures en usage à Paris pour les grains et matières sèches?

*R.* Le muid, le setier, le boisseau et le litron.

*D.* Que valait le muid, le boisseau et le litron, et quel était leur poids moyen en froment?

| | | | | |
|---|---|---|---|---|
| *R.* 1°. Le muid valait | 94436 pouces cubes $\frac{1}{5}$, | et contenait 12 setiers, | et était compté pour | 2880 liv. poids de marc. |
| 2°. Le setier valait | 7869 pouces cubes $\frac{3}{5}$, | et contenait 12 boisseaux, | *id.* | 240 *id.* |
| 3°. Le boisseau valait | 655 pouces cubes $\frac{78}{100}$, | et contenait 16 litrons, | *id.* | 20 *id.* |
| 4°. Le litron valait | 41 pouces cubes, | et contenait 1 litron, | *id.* | $1\frac{1}{4}$ *id.* |

*D.* Quelles sont les nouvelles mesures pour les grains qui remplacent les anciennes?

*R.* Le *kilolitre* (mètre cube), l'*hectolitre* (100 décimètres cubes), le *décalitre* (10 décimètres cubes), le *litre* (1 décimètre cube), le *décilitre* (100 centimètres cubes), le *centilitre* (10 centimètres cubes), et le *millilitre* (1 centimètre cube.)

*D.* Quelle est la valeur de ces nouvelles mesures en litres, pouces, cubes et poids moyen en kilogrammes, etc.?

| | | | | |
|---|---|---|---|---|
| *R.* 1°. Le kilolitre vaut | 50412 pouces cubes $\frac{2}{5}$ | ou 1000 litres, | et pèse, poids moyen, | 752 kilogrammes. |
| 2°. L'hectolitre vaut | 5041 pouces cubes $\frac{24}{100}$ | ou 100 litres, | *id.* | 75 kilogr. 2 hectogr. |
| 3°. Le décalitre vaut | 504 pouces cubes $\frac{124}{1000}$ | ou 10 litres, | *id.* | 7 hect. 2 décigrammes. |
| Et 4°. Le litre vaut | 50 pouces cubes $\frac{4124}{10000}$ | ou 1 litre, | *id.* | 0,752 grammes. |

*D.* Quels sont les rapports des anciennes et nouvelles mesures comparées entre elles?

| | | | | | | | | |
|---|---|---|---|---|---|---|---|---|
| *R.* 1°. Le muid vaut | 1 kilolitre, | 8 hectolitres, | 7 décalitres, | 3 litres, | 2 décilitres, | 7 centilitres, | ou | 1,87327 kilolitr. |
| 2°. Le setier vaut | 0 *id.* | 1 *id.* | 5 *id.* | 6 *id.* | 0 *id.* | 1 *id.* | | 1,56104 hectol. |
| 3°. Le boiss. vaut | 0 *id.* | 0 *id.* | 1 *id.* | 3 *id.* | 0 *id.* | 0 *id.* | | 1,30083 décal. |
| 4°. Le litron vaut | 0 *id.* | 0 *id.* | 0 *id.* | 0 *id.* | 8 *id.* | 1 *id.* | | 0,81329 litre. |

5°. Le kilol. vaut 0 muid, ou 0,533825 millionièmes de muid.
6°. L'hectol. vaut 0 setier, ou 0,6406 dix millièmes de setier.
7°. Le décal. vaut 0 boisseau ou 0,76874 cent millièmes de boisseau.
8°. Le litre vaut 1 litron ou 1,22957 cent millièmes de litron.

*D.* Quelles étaient la forme et les dimensions de l'ancien boisseau de Paris?

*R.* La forme était *cubique*, c'est-à-dire, de six faces carrées, comme qui dirait un dé à jouer; les dimensions étaient savoir:

Hauteur du boisseau, 8 pouces 8 lignes $\frac{1}{4}$ un peu plus, ou 104 lignes 257 millièmes.

Profondeur du boisseau, 8 pouces 8 lignes $\frac{1}{4}$ un peu plus, ou 104 lignes 257 millièmes.

*D.* Quelle est la forme et les dimensions des nouvelles mesures pour les grains et matières sèches?

*R.* La forme est *cylindrique*, c'est-à-dire, d'une figure longue et ronde, et d'égale grosseur partout; la hauteur est égale au diamètre.

| NOMS des MESURES. | LEUR VALEUR en litres. | LEUR VALEUR en pouces cubes de Paris et fraction de pouces cubes. | | HAUTEUR et diamètre, en millimètres et fraction. | | HAUTEUR et diamètre en pieds, pouces et lignes de Paris, et fraction de ligne. | | | POIDS de la mesure de froment en kilogrammes | |
|---|---|---|---|---|---|---|---|---|---|---|
| | | P. c. | fract. | | | Pieds, | pouc. | lign. | Kil. | fract. |
| Kilolitre. . . . . . . . . . . . | 1000 | 50412 | 40 | 1084 | 3 | 3 | 4 | » $\frac{3}{7}$ | 752 | |
| Demi-kilolitre. . . . . . . . | 500 | 25206 | 20 | 860 | 4 | 2 | 7 | 9 $\frac{1}{4}$ | 376 | |
| Double hectolitre. . . . . . | 200 | 10082 | 48 | 633 | 9 | 1 | 5 | 11 | 150 | 40 |
| Hectolitre, , . . . . . . . . | 100 | 5041 | 24 | 563 | 4 | 1 | 6 | 7 $\frac{1}{6}$ | 75 | 20 |
| Demi-hectolitre. . . . . . . | 50 | 2520 | 62 | 399 | 3 | 1 | 2 | 9 $\frac{1}{10}$ | 37 | 60 |
| Double décalitre. . . . . . | 20 | 1008 | 248 | 294 | 2 | » | 10 | 10 $\frac{2}{7}$ | 15 | 04 |
| Décalitre. . . . . . . . . . | 10 | 504 | 124 | 233 | 6 | » | 8 | 7 $\frac{1}{2}$ | 7 | 52 |
| Demi-décalitre. . . . . . . | 5 | 252 | 062 | 185 | 3 | » | 6 | 10 $\frac{1}{5}$ | 3 | 76 |
| Double litre. . . . . . . . . | 2 | 100 | 8248 | 136 | 6 | » | 5 | » $\frac{1}{3}$ | 1 | 504 |
| Litre. . . . . . . . . . . . | 1 | 50 | 4124 | 108 | 4 | » | 4 | » | 0 | 752 |
| Demi-litre. . . . . . . . . | 0 50 cent. | 25 | 2062 | 86 | 1 | » | 3 | 2 $\frac{1}{5}$ | 0 | 376 |
| Double décilitre. . . . . . | 0 20 | 10 | 08248 | 63 | 4 | » | 2 | 4 $\frac{2}{6}$ | 0 | 151 |
| Décilitre. . . . . . . . . . | 0 10 | 5 | 04124 | 50 | 3 | » | 1 | 10 $\frac{1}{3}$ | 0 | 0752 |

*D.* Comment convertirez-vous les boisseaux en décalitres, et les décalitres en boisseaux de Paris?

*R.* 1°. Pour convertir les boisseaux en décalitres, il faut multiplier le nombre invariable 1,30683 par le nombre de boisseaux, le produit de la multiplication et de l'addition sera des décalitres après avoir retranché 5 chiffres, le chiffre après la virgule sera des litres, et les 2 chiffres après les litres seront des centilitres; 2°. pour convertir les décalitres et litres en boisseaux, il faut multiplier le nombre invariable 0,76874 par le nombre de décalitres et litres, le produit de la multiplication et de l'addition sera des boisseaux après avoir retranché 5 chiffres, plus le nombre de chiffres qu'il y aura de décimales aux décalitres à convertir.

*D.* Comment convertirez-vous les kilolitres suivis d'hectolitres, de décalitres et litres, en kilogrammes, hectogrammes, décagrammes et grammes?

*R.* Pour convertir les kilolitres suivis d'hectolitres, de décalitres et litres en kilogrammes, il suffit de multiplier les kilolitres, hectolitres, décalitres et litres par 752, poids moyen du kilolitre de froment.

*D.* Ne peut-on pas trouver le poids moyen en kilogrammes, hectogrammes, décagrammes et grammes, et la valeur en kilolitres, hectolitres, décalitres et litres, d'une quantité quelconque de grain froment, sans mesures de capacité, ni sans le secours de la balance, ni poids?

*R.* Oui, et par une opération bien simple.

*D.* Voulez-vous nous le faire connaître?

*R.* Oui. Nous avons dit plus haut que le kilolitre était un mètre cube, c'est-à-dire, 10 décimètres de haut, 10 décimètres de large, et 10 décimètres de longueur, ce qui fait 1000 décimètres pour 1 mètre cube, le décimètre cube est de 10 centimètres de haut, 10 centimètres de long, et 10 centimètres de large, ce qui fait 1000 centimètres pour 1 décimètre cube, et enfin le centimètre cube est de 10 millimètres de haut, 10 millimètres de large, et 10 millimètres de longueur, ce qui fait 1000 millimètres pour 1 centimètre cube; d'après cela, pour trouver sans mesures de capacité, ni sans le secours de la balance, ni poids, la valeur d'une quantité quelconque de grain froment en kilolitres, hectolitres, décalitres, litres, décilitres et centilitres, il faut mettre le grain sur couche de la longueur, largeur et hauteur qu'on voudra, mais avec l'attention que la largeur soit la même partout, ainsi que la hauteur de la couche, ce qui est facile à faire en retenant le grain de chaque côté et aux extrémités de la couche, par des planches qu'on a l'attention de placer bien droite et de champ, de manière que le grain conserve sa largeur et hauteur; cette opération faite, on mesure avec un cordeau, ou tout autre chose, la longueur, la largeur et la hauteur, on obtient donc, tant de mètres, décimètres et centimètres de longueur, première dimension, de largeur, deuxième dimension, et de hauteur, troisième dimension, lesquelles trois dimensions multipliées les une par les autres donnent des mètres cubes (ou kilolitres), et fraction de mètres cubes.

*D.* Quel est le tarif de ce qui doit être payé pour la vérification et le poinçonnage des mesures de capacité pour les matières sèches ?

*R.* Conformément à l'arrêté du 29 prairial an 9, art. XI, il doit être perçu ; savoir :

| | | | |
|---|---|---|---|
| Pour les hectolitres à pieds et sans pieds | ( 100 litres ) | 75 centimes. | |
| Pour les demi-hectolitres. . . . . . . . . | ( 50 litres ) | 50 | *id.* |
| Pour les doubles décalitres. . . . . . . . . | ( 20 litres ) | 12 | *id.* |
| Pour les décalitres. . . . . . . . . . . . . | ( 10 litres ) | 10 | *id.* |
| Pour les demi-décalitres. . . . . . . . . | ( 5 litres ) | 7 | *id.* |
| Pour les doubles litres. . . . . . . . . . | ( 2 litres ) | 5 | *id.* |
| Pour les litr., demi-litr., doubles décilitr. et décilitr. | | 5 | *id.* |

*D.* Quelles sont les erreurs tolérables sur les mesures pour les matières sèches, d'après les instructions émanées du ministre de l'intérieur?

*R.* Les erreurs tolérables sont, savoir : en plus seulement de $\frac{1}{100}$ sur les mesures en chêne, et $\frac{1}{50}$ sur celles en hêtres ou autre bois; on vérifie la contenance de ces mesures avec de la graine de navette versée dans une trémie. La hauteur de chaque mesure doit être égale à son diamètre, si ces dimensions diffèrent de la grandeur fixée, les différences doivent être en plus ou en moins, et ne pas excéder $\frac{1}{20}$.

## TRENTE-NEUVIÈME LEÇON.

### *Poids et mesures de pesanteur anciennes et nouvelles comparées entre elles.*

*D.* Quelles étaient les mesures de pesanteur anciennement en usage à Paris, et dans une grande partie de la France?

*R.* Le quintal, la livre, le marc, l'once, le gros, le denier et le grain.

*D.* Que valaient ces différens poids, et quels étaient leur division?

*R.* 1°. Le quintal valait 100 livres poids de marc, ou 200 marcs, ou 1600 onces, ou 12800 gros, ou 38400 deniers, ou 921600 grains.

2°. La livre valait 1 livre poids de marc, ou 2 marcs, ou 16 onces, ou 128 gros, ou 384 deniers, ou 9216 grains.

3°. Le gros valait 0 livre poids de marc, ou 0 marc, ou 0 once, ou 1 gros, ou 3 deniers, ou 72 grains.

4°. Le denier valait 0 livre poids de marc, ou 0 marc, ou 0 once, ou 0 gros, ou 1 denier, ou 24 grains.

*D.* Quels sont les nouveaux poids qui remplacent les anciens?

*R.* Le *myriagramme*, le *kilogramme*, l'*hectogramme*, le *décagramme*, le *gramme* ( unité ), le *décigramme*, le *centigramme* et le *milligramme*.

*D.* Faites-nous connaître la valeur de ces différens poids?

*R.* 1°. Cent kilogrammes sont le poids d'un hectolitre, ou 100 décimètres cubes; ils valent 204 livres 29 centièmes poids de marc.

2°. Le myriagramme vaut 10 kilogrammes ou 10000 grammes, c'est le poids de 10 décimètres cubes ou d'un décalitre; il vaut 188271 grains et $\frac{1}{2}$ de la livre poids de marc.

3°. Le kilogramme est la centième partie du myriagramme; il vaut 1000 grammes, c'est le poids du décimètre cube ou d'un litre; il vaut 18827 grains 15 centièmes de la livre poids de marc.

4°. L'hectogramme est la dixième partie du myriagramme, et dixième partie du kilogramme; il vaut 100 grammes, c'est le poids de 100 centimètres cubes ou d'un décilitre; il vaut 1882 grains 715 millièmes de la livre poids de marc.

5°. Le décagramme est la millième partie du myriagramme, centième partie du kilogramme, dixième partie de l'hectogramme; il vaut 10 grammes, c'est le poids de 10 centimètres cubes ou d'un centilitre; il vaut 188 grains 2715 dix-millièmes de la livre poids de marc.

6°. Le gramme est la dix-millième partie du myriagramme, millième partie du kilogramme, centième partie de l'hectogramme, et dixième partie du gramme; il vaut 1 gramme, c'est le poids d'un centimètre cube ou d'un millilitre; il vaut 18 grains 82715 cent-millièmes de la livre poids de marc.

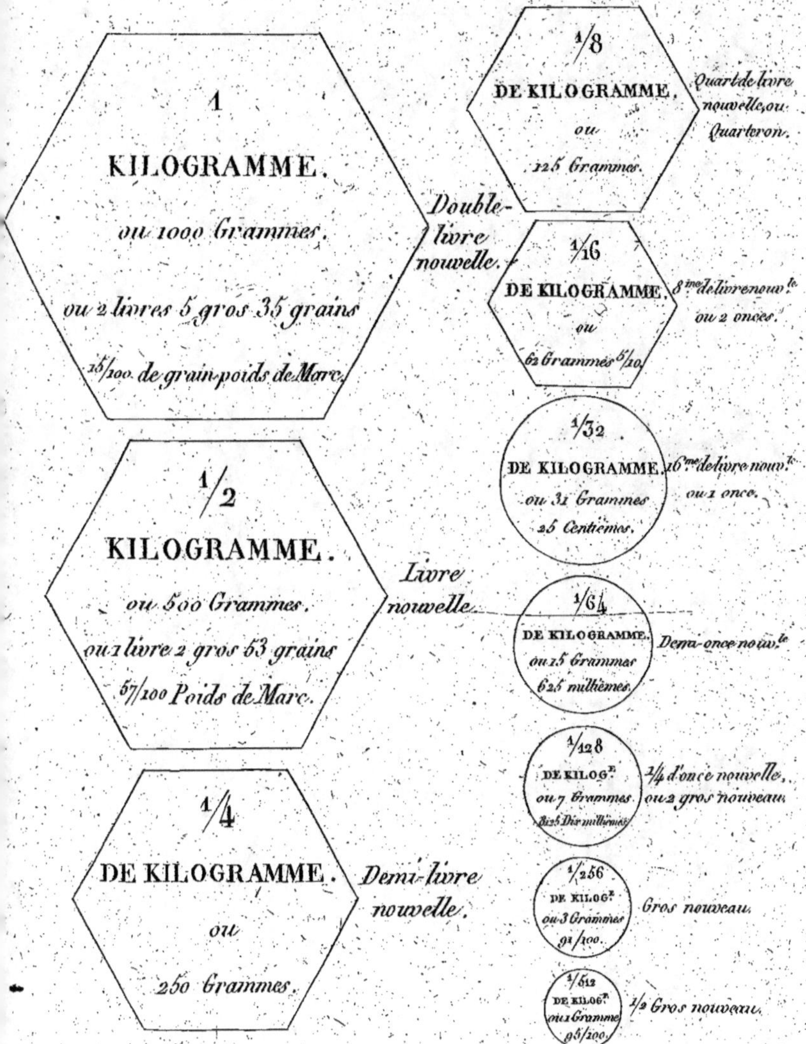


Nota. *Voyez à la fin de cet ouvrage l'extrait des Lois concernant les Poids et mesures, et nottament l'arrêté de S. E. le Ministre de l'intérieur en date du 21 février 1816.*

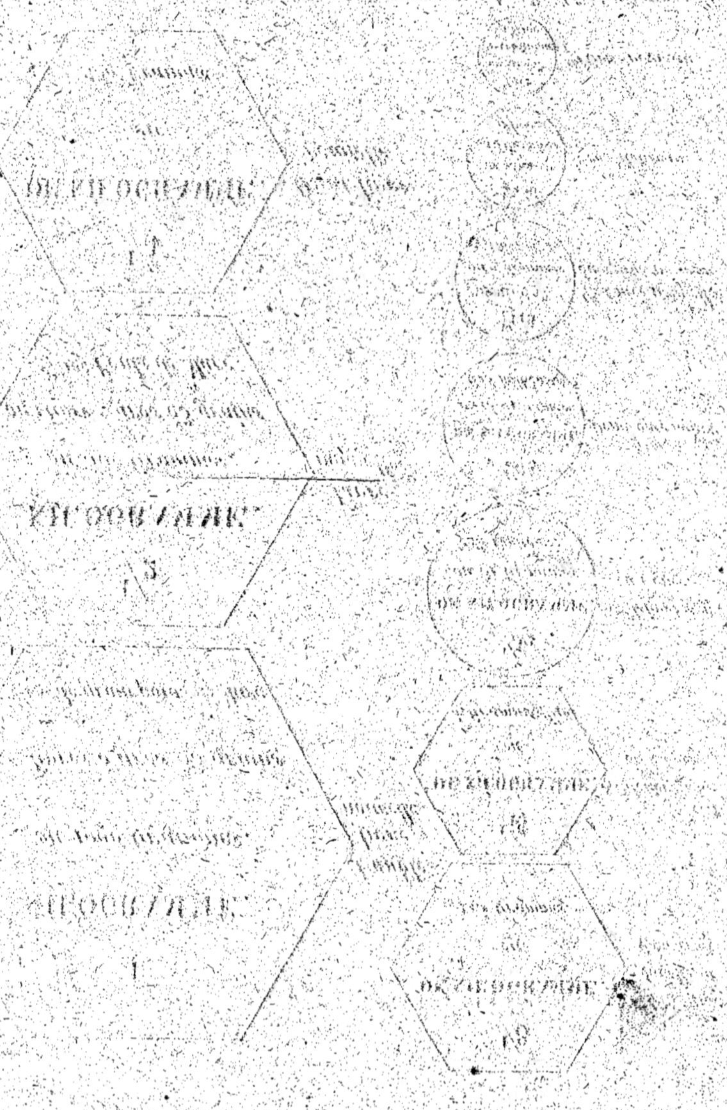

7°. Le décigramme est le poids de 100 millimètres cubes ; il vaut 1 grain 882715 millionièmes de la livre poids de marc.

8°. Le centigramme est le poids de 10 millimètres cubes ; il vaut 0 grain 1882715 dix millionièmes de la livre poids de marc.

Et 9°. le milligramme est le poids de 1 millimètre cube ; il vaut 0 grain 01882715 cent millionièmes de la livre poids de marc.

| | livres | onces | gros | grains | centièmes de grain | |
|---|---|---|---|---|---|---|
| Le myriagramme vaut | 20 | 6 | 6 | 63 | 82 | Poids de marc. |
| Le kilogramme. . . | 2 | 0 | 5 | 35 | 15 | |
| L'hectogramme. . . . | 0 | 3 | 2 | 10 | 71 | |
| Le décagramme. . . . | 0 | 0 | 2 | 44 | 26 | |
| Le gramme. . . . . | 0 | 0 | 0 | 18 | 83 | |
| Le décigramme. . . . | 0 | 0 | 0 | 1 | 88 | |
| Le centigramme. . . | 0 | 0 | 0 | 0 | 19 | |
| Et le milligramme. . | 0 | 0 | 0 | 0 | 02 | |

Mille kilogrammes sont le poids d'un mètre cube ou d'un kilolitre, et remplacent le tonneau de mer ; il pèse 2042 livres 88 cent. poids de marc.

*D.* Comment convertirez-vous les livres poids de marc en kilogrammes, et les kilogrammes en livres poids de marc ?

*R.* 1°. Pour convertir les livres poids de marc en kilogrammes, il faut multiplier le nombre invariable 0,489506 par les livres poids de marc, le produit de la multiplication et de l'addition sera des kilogrammes après avoir retranché 6 chiffres sur la droite, les 3 chiffres après la virgule seront des grammes ; 2°. pour convertir les kilogrammes et fraction en livres poids de marc, il faut multiplier le nombre invariable 2,042877 par les kilogrammes et fraction à convertir, le produit de la multiplication et de l'addition sera des livres poids de marc après avoir retranché 6 chiffres sur la droite, plus le nombre de chiffres qu'il y aura de décimales aux kilogrammes à convertir.

*D.* Quel est le tarif de ce qui doit être payé pour la vérification et le poinçonnage des poids?

*R.* Conformément à l'arrêté du 29 prairial an XI ; il doit être perçu sur les poids, savoir :

| | | |
|---|---|---|
| Poids de 20, 10 et 5 kilogrammes. . . . | 25 centimes. | Pour les poids en fer. |
| Double kilogr., kilogr. et demi-kilogr. . | 10 *id.* | |
| Double hectog., hect. et poids au-dessous | 5 *id.* | |

Pour les poids en cuivre, il sera payé moitié en sus des sommes ci-dessus. Le kilogramme en cuivre divisé payera pour l'ensemble des pièces qui le composent, 30 centimes.

*D.* Quelles sont les erreurs tolérables sur les poids d'après les instructions émanées du ministre de l'intérieur?

*R.* Les erreurs tolérables sont, savoir :

Pour 50 kilogrammes, les erreurs ne peuvent excéder, en plus seulement sur les poids en fer, 20 gr., et sur ceux en cuivre 0.

Pour 20 kilogrammes, les erreurs ne peuvent excéder, en plus seulement sur les poids en fer, 10 gr., et sur ceux en cuivre 150 centigrammes.

Pour 10 kilogrammes, les erreurs ne peuvent excéder, en plus seulement sur les poids en fer, 6 gr., et sur ceux en cuivre 80 centigrammes.

Pour 5 kilogrammes, les erreurs ne peuvent excéder, en plus seulement sur les poids en fer, 4 gr., et sur ceux en cuivre 50 centigrammes.

Pour 2 kilogrammes, les erreurs ne peuvent excéder, en plus seulement sur les poids en fer, 2 gr., et sur ceux en cuivre 25 centigrammes.

Pour 1 kilogramme, les erreurs ne peuvent excéder, en plus seulement sur les poids en fer, 1 gr., et sur ceux en cuivre 15 centigrammes.

Pour le demi-kilogramme, les erreurs ne peuvent excéder, en plus seulement sur les poids en fer, 5 décigr., et sur ceux en cuivre 10 centigrammes.

Pour 2 hectogrammes, les erreurs ne peuvent excéder, en plus seulement sur les poids en fer, 3 décigr., et sur ceux en cuivre 5 centigrammes.

Pour 1 hectogramme, les erreurs ne peuvent excéder, en plus seulement sur les poids en fer, 2 décigr., et sur ceux en cuivre 3 centigrammes.

Pour 5 décagrammes, les erreurs ne peuvent excé der, en plus seulement sur les poids en fer, 1 décigr., et sur ceux en cuivre 2 centigr. et 5 milligr.

Pour 2 décagrammes, les erreurs ne peuvent excéder, en plus seulement sur les poids en fer, 0 décigramme, et sur ceux en cuivre 2 centigr. et 1 milligr.

Pour 1 décagramme, les erreurs ne peuvent excéder, en plus seulement sur les poids en fer, 0 décigr., et sur ceux en cuivre 1 centigr. et 5 milligr.

Pour 5 grammes, les erreurs ne peuvent excéder, en plus seulement sur les poids en fer, 0 décigr., et sur ceux en cuivre 1 centigramme.

Pour 2 grammes, les erreurs ne peuvent excéder, en plus seulement sur les poids en fer, 0 décigr., et sur ceux en cuivre 4 milligrammes.

Pour 1 gramme, les erreurs ne peuvent excéder, en plus seulement sur les poids en fer, 0 décigr., et sur ceux en cuivre 2 milligrammes.

## *Tableau de plusieurs matières et de leur différence de poids au pied cube de Paris, en livres poids de marc et en kilogrammes, savoir :*

| DÉSIGNATION des MATIÈRES. | POIDS DU PIED CUBE DE PARIS EN | | | | | | | | | OBSERVATIONS. |
|---|---|---|---|---|---|---|---|---|---|---|
| | Grains de France, dont 9216 font 1 livre poids de marc. | Livres poids de marc. | Onces. | Kilogr. | Hectog | Décag. | Gram. | Décig. | Centig. | |
| Le pied cube d'or. . . | 12222720 | 1326 | 4 | 649 | 2 | 0 | 7 | 1 | 3 | Le pied cube de Paris vaut 1728 pouces cubes; ainsi en divisant la valeur du poids d'un pied cube par 1728, on aura le poids d'un pouce cube. Le mètre cube vaut 29 pieds cubes, 1739 dix millièmes de Paris. Le mètre vaut donc 3 pieds 11 lignes 296 millièmes de Paris. |
| *Idem* de vif-argent. . . | 8724096 | 946 | 10 | 463 | 3 | 7 | 8 | 4 | 8 | |
| *Idem* de plomb. . . . | 7392384 | 802 | 2 | 392 | 6 | 4 | 4 | 8 | 8 | |
| *Idem* d'argent. . . . . | 6704640 | 720 | 12 | 356 | 1 | 1 | 5 | 5 | 0 | |
| *Idem* de cuivre. . . . . | 5785344 | 627 | 12 | 307 | 2 | 8 | 7 | 2 | 9 | |
| *Idem* de fer. . . . . . . | 4866048 | 528 | » | 258 | 4 | 5 | 9 | 0 | 9 | |
| *Idem* d'étain. . . . . . | 4756608 | 516 | 2 | 252 | 6 | 4 | 6 | 2 | 1 | |
| *Idem* de marbre blanc. | 1739520 | 188 | 12 | 92 | 3 | 9 | 4 | 2 | 3 | |
| *Idem* de pierre de taille. | 1285632 | 139 | 8 | 68 | 2 | 8 | 6 | 0 | 6 | |
| *Idem* d'eau de Seine. . | 642816 | 69 | 12 | 34 | 1 | 4 | 3 | 0 | 3 | |
| *Idem* de vin. . . . . . | 630144 | 68 | 6 | 33 | 4 | 6 | 9 | 9 | 6 | |
| *Idem* de cire fondue. . | 610560 | 66 | 4 | 32 | 4 | 2 | 9 | 7 | 6 | |
| *Idem* d'huile. . . . . . | 589824 | 64 | » | 31 | 3 | 2 | 8 | 3 | 7 | |

D'après le tableau ci-dessus, le pied cube d'eau de Seine pèse 69 livres 12 onces poids de marc, ou 34 kilogr., 1 hectogr., 4 décagr., 3 grammes, 0 décigr. et 3 centigr.

Ainsi :

Le pied cube d'or pèse donc 19 fois et $\frac{1}{100}$ plus que le pied cube d'eau de Seine.

Le pied cube de vif-argent pèse 13 fois et 57 centièmes plus que le pied cube d'eau de Seine.

Le pied cube de plomb pèse 11 fois et 5 dixièmes plus que le pied cube d'eau de Seine.

Le pied cube d'argent pèse 10 fois et 43 centièmes plus que le pied cube d'eau de Seine.

Le pied cube de cuivre pèse 9 fois plus que le pied cube d'eau de Seine.

Le pied cube de fer pèse 7 fois et 57 centièmes plus que le pied cube d'eau de Seine.

Le pied cube d'étain pèse 7 fois et 40 centièmes plus que le pied cube d'eau de Seine.

Le pied cube de marbre blanc pèse 2 fois et 71 centièmes plus que le pied cube d'eau de Seine.

Le pied cube de pierre de taille pèse 2 fois plus que le pied cube d'eau de Seine.

Le pied cube de vin pèse 6 hectog., 7 décagr., 3 grammes et 1 décigr. moins que le pied cube d'eau de Seine.

Le pied cube de cire fondue pèse 1 kilogr., 7 hectogr., 1 décagr., 3 grammes et 3 décigrammes moins que le pied cube d'eau de Seine.

Et le pied cube d'huile pèse 2 kilogr., 8 hectogr., 4 décagr. et 7 décigr. moins que le pied cube d'eau de Seine.

# CHAPITRE TROISIÈME.

## QUARANTIÈME LEÇON.

### *Système monétaire français.*

*Demande.* QUELLES étaient les anciennes monnaies de France?

*Réponse.* Il y en avait de 4 espèces, savoir : les monnaies d'*or*, d'*argent*, de *billon* et de *cuivre*.

*D.* Quelle valeur avaient les pièces d'or, et comment les appelait-on?

*R.* 1°. Les doubles louis d'or qui valaient 48 livres tournois.

2°. Les louis d'or simples qui valaient 24 livres tournois.

Et 3°. Les demi-louis d'or simples qui valaient 12 livres tournois. (Ces derniers étaient rares.)

*D.* Quelle valeur avaient les pièces d'argent, et comment les appelait-on?

*R.* Écu d'argent de 6 livres tournois, écu d'argent de 3 livres tournois, pièce de 24 sous, de 12 sous et 6 sous tournois.

*D.* Quelle valeur avaient les pièces dites de billon, et comment les appelait-on?

*R.* Pièces de 2 sous et de 6 liards; ces dernières étaient de 18 deniers tournois.

*D.* Quelle valeur avaient les pièces en cuivre, et comment les appelait-on?

*R.* Sou, 2 liards, liard et deniers tournois.

*D.* Pourquoi les appelait-on livres *tournois*, sous *tournois* et deniers *tournois*?

*R.* Parce qu'ils étaient fabriqués à Tours, et pour les distinguer des livres *parisis*, sous *parisis* et deniers *parisis*. La livre parisis valait 25 sous tournois, le sou parisis 5 liards tournois, ce qui portait le sou parisis à 15 deniers tournois.

*D.* Quelle valeur ont en francs les pièces d'or de 48 et 24 livres tournois?

*R.* D'après le décret du 12 septembre 1810, les doubles louis valent 47 francs 20 centimes, les louis simples de 24 livres valent 23 fr. 55 cent. Lesdites pièces de 48 et 24 livres tournois seront reçues au poids, au change des monnaies, à raison de 3094 fr. 43 cent. le kilogr. (*Art. 2 dudit décret.*)

*D.* Quelle valeur ont en francs les pièces d'argent de 6 livres, de 3 livres, de 24 sous, de 12 sous et 6 sous tournois?

*R.* Par le même décret ci-dessus, la pièce de 6 livres vaut 5 fr. 80 cent., la pièce de 3 livres vaut 2 francs 75 cent. Les pièces de 6 livres tournois seront reçues au poids, au change des monnaies, à raison de 198 fr. 31 centimes le kilogramme. (*Art. 2 du même décret.*)

Les pièces de 30 sous, 24 sous, 15 sous, 12 sous et 6 sous, valent, savoir : « Celle de 30 sous 1 fr. 50 cent., celle de 24 sous 1 fr., celle de 15 sous 75 cent., celle de 12 sous 50 cent., et celle de 6 sous 25 cent. Les pièces de 30 sous et de 15 sous ne pourront entrer dans les payemens que pour les appoints au-dessous de 5 fr. » (*Art.* 3 *dudit décret.*)

Les sous de cuivre ancien sont pris pour 5 et 10 centimes.

*D.* Quelles sont les nouvelles monnaies de France?

*R.* Les pièces d'or de 40 fr. et de 20 fr., les pièces d'argent de 5 fr., de 2 fr., de 1 fr., de $\frac{1}{2}$ fr. ou 50 cent., et de $\frac{1}{4}$ de franc ou 25 cent., les pièces de billon de 10 cent., les pièces de cuivre de 10 et 5 cent., et les pièces de 1 cent. D'après la loi du 9 germinal an XI, il devait y avoir en circulation des pièces d'argent de $\frac{3}{4}$ de franc ou de 75 cent., et des pièces de cuivre de 2 et 3 cent.; il paraît qu'elles n'ont point été fabriquées en France, mais il y en a en Italie.

*D.* Quel était le rapport de la livre tournois au franc, et du franc à la livre tournois avant le décret du 12 septembre 1810?

*R.* Le rapport était de 81 à 80, et de 80 à 81, c'est-à-dire, que 81 livres tournois faisaient 80 fr., comme 80 fr. faisaient 81 livres tournois.

*D.* D'après le décret ci-dessus, ce rapport devient donc inutile?

*R.* Oui, attendu que toutes les anciennes pièces d'or, d'argent, de billon et de cuivre, sont tarifées en fr. et cent., comme on l'a vu ci-dessus.

*D.* Si cependant on voulait faire le rapport de 81 à 80, en donnant soit 100 pièces de 6 livres pour 600 livres tournois, qu'en résulterait-il?

*R.* Il résulterait de cette proportion, que celui qui donnerait les 100 pièces de 6 livres pour 600 livres tournois à raison de 81 livres tournois pour 80 fr., perdrait 12 fr. 59 cent., attendu que d'après le rapport de 81 à 80, les 600 livres donnent 592 fr. 59 cent., et que, d'après la fixation de l'écu de 6 livres à 5 fr. 80 cent., les 100 pièces de 6 livres ne valent que 580 fr., et celui qui recevrait 580 fr. d'après la proportion de 80 à 81, perdrait 12 livres 15 sous, puisqu'il ne recevrait que 587 livres 5 sous tournois au lieu de 600 livres tournois; de même que celui qui donnerait 200 écus de 3 livres tournois pour 600 livres tournois à raison de 81 livres pour 80 francs, perdrait 42 fr. 59 cent., puisque d'après le rapport de 81 à 80, les 200 pièces de 3 livres ou 600 livres, donnent 592 fr. 59 cent., et que d'après la fixation de l'écu de 3 livres à 2 fr 75 cent., les 200 écus ne valent que 550 fr., et celui qui recevrait 550 liv. pour 200 écus de 3 livres tournois, d'après la proportion de 80 à 81, perdrait 43 fr. 2 sous 6 deniers, puisqu'il ne recevrait que 556 liv. 17 sous 6 deniers tournois, au lieu de 600 livres tournois.

*D.* Quelle opération faut-il donc faire pour trouver la valeur en francs d'une quantité de pièces d'or et d'argent anciennes?

*R.* Il suffit de multiplier la valeur de la pièce tarifiée par le nombre de pièces; ainsi, pour convertir les louis anciens de 48 livres tournois en francs, il faut multiplier le nombre invariable 47,20 ( valeur nouvelle du double louis ) par la quantité de louis de 48 livres à convertir en francs; le produit de la multiplication et de l'addition sera des francs après avoir retranché 2 chiffres sur la droite : les 2 chiffres après la virgule seront des centimes.

Pour convertir les écus de 6 livres tournois en francs, il faut multiplier le nombre invariable 5,80 ( valeur nouvelle de l'écu de 6 livres ) par la quantité de pièces de 6 livres; le produit de la multiplication et de l'addition sera des francs après avoir retranché 2 chiffres sur la droite : les 2 chiffres après la virgule seront des centimes.

Pour convertir les écus de 3 livres tournois en francs, il faut multiplier le nombre invariable 2,75 ( valeur nouvelle de l'écu de 3 livres ) par la quantité de pièces de 3 livres; le produit de la multiplication et de l'addition sera des francs après avoir retranché 2 chiffres sur la droite : les 2 chiffres après la virgule seront des centimes.

Pour convertir les pièces de 30 sous en francs, il faut multiplier le nombre invariable 1,50 ( valeur de la pièce ) par le nombre de pièces à convertir; le produit de la multiplication et de l'addition sera des francs après avoir retranché 2 chiffres sur la droite : les 2 chiffres après la virgule seront des centimes.

Pour convertir les pièces de 15 sous en francs, il faut multiplier le nombre invariable 75 ( valeur de la pièce ) par le nombre de pièces de 15 sous à convertir; le produit de la multiplication et de l'addition sera des francs après avoir retranché 2 chiffres sur la droite : les 2 chiffres après la virgule seront des centimes.

Pour convertir les pièces de 24 sous en francs, il suffit de compter le nombre de pièces qui sont autant de francs, la pièce de 24 sous valant 1 franc.

Pour convertir les pièces de 12 sous en francs, il suffit de compter le nombre de pièces et d'en prendre la moitié pour avoir des francs, les pièces de 12 sous ne valant qu'un demi-franc ou 50 centimes.

Pour convertir les pièces de 6 sous en francs, il suffit d'en compter 4 pour 1 franc, la pièce de 6 sous ne valant que un quart de franc ou 25 centimes.

*D.* Quelle est la valeur et le poids des nouvelles monnaies de France?

*R.* 1°. Le centime, petite monnaie de cuivre, centième partie du franc, pèse 2 grammes ou 47 grains 07 centièmes. ( *Loi du 3 brumaire an 7.* )

2°. La pièce de cuivre de 5 cent., vingtième partie du franc, et la pièce de cuivre de 10 cent., dixième partie du franc. (*Le poids de ces pièces n'est pas fixé.*) D'après la loi du 9 germinal an XI, il devrait y avoir en circulation des pièces de 2 et 3 centimes, il paraît qu'elles n'ont point été fabriquées.

3°. La pièce de 10 cent. en billon, dixième partie du franc, pèse 2 grammes ou 47 grains 07 cent. (*Loi du* 15 *septembre* 1807.)

4°. La pièce de un quart de franc en argent vaut 25 centimes, et pèse 1 gramme 25 centigrammes, ou 23 grains dix millièmes de grain. (*Loi du* 28 *thermidor an* 3.)

5°. La pièce de demi-franc en argent vaut 50 cent., et pèse 2 grammes, 50 centigr. ou 47 grains 68 centièmes de grain. (*Loi du* 28 *thermidor an* 3.) D'après la loi du 9 germinal an XI, il devrait y avoir en circulation des pièces d'argent de trois quarts de francs, il paraît qu'elles n'ont point été fabriquées.

6°. La pièce de 1 franc vaut 100 centimes, et pèse 5 grammes, ou 1 gros 22 grains 136 millièmes (*Loi du* 28 *thermidor an* 3.)

7°. La pièce de 2 francs vaut 200 centimes, et pèse 10 grammes, ou 2 gros 44 grains 27 centièmes. (*Loi du* 28 *thermidor an* 3.)

8°. La pièce de 5 francs vaut 500 centimes, et pèse 25 grammes, ou 6 gros 38 grains 68 centièmes (*Loi du* 28 *thermidor an* 3.)

9°. La pièce d'or de 20 francs vaut 2000 centimes, et pèse 6 grammes 45 centigrammes, ou 1 gros 49 grains 465 millièmes. (*Loi du* 7 *germinal an XI.*)

10°. La pièce d'or de 40 francs vaut 4000 centimes, et pèse 12 grammes 90 centigrammes, ou 3 gros 26 grains 95 centièmes. (*Loi du* 7 *germinal an XI.*)

Quatre pièces de 5 francs ou 20 francs pèsent 1 hectogramme, ou 3 onces, 2 gros, 10 grains, 715 millièmes de grain poids de marc.

Quarante pièces de 5 francs ou 200 francs pèsent 1 kilogr. ou 2 livres, 5 gros, 35 grains, 15 centièmes de grain poids de marc.

Deux cents pièces de 5 francs ou 1000 francs pèsent 5 kilogr., ou 10 livres, 3 onces, 3 gros, 31 grains, 75 centièmes de grain poids de marc.

Quatre cents pièces de 5 francs ou 2000 francs pèsent 2 myriagr., ou 20 livres, 6 onces, 6 gros, 63 grains $\frac{1}{2}$ poids de marc.

Cent cinquante-cinq pièces d'or de 20 francs ou 3100 francs pèsent 1 kilogr., ou 2 livres, 5 gros, 35 grains, 15 centièmes poids de marc. (*Loi du* 7 *germinal an XI.*)

*D.* Quel est le titre ou l'alliage des nouvelles monnaies d'or et d'argent?

*R.* L'or et l'argent sont au titre de 900 millièmes, c'est-à-dire, qu'elles sont composées de 900 millièmes de fin, et de 100 millièmes d'alliage. Les pièces de 10 centimes de billon sont au titre de 200 millièmes, c'est-à-dire, qu'elles sont composées de 200 millièmes de fin, et 800 millièmes d'alliage. Les pièces de 30 sous et de 15 sous sont au titre de 669 millièmes 68 centièmes de millièmes. (*Lois des* 28 *juillet et* 18 *août* 1791.)

*D.* Quelle est la tolérance de poids sur les monnaies de cuivre, de billon, d'argent et d'or?

*R.* La loi du 7 germinal an XI tolère sur les monnaies de cuivre, 1 cinquantième en dehors; sur les monnaies de billon, $\frac{14}{1000}$ moitié en dedans et moitié en dehors; sur les monnaies d'argent elle tolère $\frac{20}{1000}$ pour les quarts de francs; $\frac{14}{1000}$ pour les demi et trois quarts de francs, $\frac{10}{1000}$ pour les francs et 2 francs, et $\frac{6}{1000}$ pour les 5 francs moitié en dehors et moitié en dedans, et pour les monnaies d'or elle tolère $\frac{4}{1000}$ moitié en dedans et moitié en dehors.

*D.* Quel est le rapport du cuivre à l'argent et à l'or, de l'argent à l'or et au cuivre, et du billon au cuivre à l'argent et à l'or?

*R.* Cinq fr. de monnaie de cuivre pèsent 1 kilogramme.

Cinquante fr. de monnaie de billon pèsent 1 kilogramme.

Deux cents fr. de monnaie d'argent pèsent 1 kilogramme.

Trois mille cent fr. d'or, ou 155 pièces de 20 fr., pèsent 1 kilogramme.

Quarante kilogrammes de cuivre monnayé valent 1 kilogramme d'argent monnayé, ou 200 fr.

Dix kilogrammes de cuivre monnayé valent 1 kilogramme de billon monnayé, ou 50 fr.

Six cent vingt kilogrammes de cuivre monnayé valent 1 kilogramme d'or monnayé, on 3100 fr.

Quatre kilogrammes de billon monnayé valent 1 kilogramme d'argent monnayé, ou 200 fr.

Quinze $\frac{1}{2}$ kilogrammes d'argent monnayé valent 1 kilogramme d'or monnayé, ou 3100 fr.

Soixante-deux kilogrammes de billon monnayé valent 1 kilogramme d'or monnayé, ou 3100 fr.

*D.* Que résulte-t-il des comparaisons ci-dessus?

*R.* Il résulte que le rapport du cuivre à l'argent est de 1 à 40, et celui de l'argent à l'or de 1 à 15 $\frac{1}{2}$, le billon avec le cuivre est dans le rapport de 10 à 1, et avec l'argent de 1 à 4. Le rapport du cuivre à l'or est de 1 à 620, et celui de l'or au billon de 1 à 62.

*D.* Quel avantage a le nouveau système monétaire français?

*R.* Il a l'avantage incontestable d'abréger considérablement tous les calculs; les monnaies, d'après leurs divisions et leurs poids, peuvent servir aussi de poids pour vendre, acheter et même les vérifier, étant des parties de toutes leurs valeurs.

FIN.

## AVERTISSEMENT.

Malgré toute l'attention qui a été apportée dans la correction des épreuves, il s'est cependant glissé quelques fautes; nous invitons, en conséquence, les personnes qui feront usage de cet ouvrage, à les rectifier après la lecture de l'errata ci-après.

## *ERRATA.*

Page 11 de l'introduction, *lisez* 11, *au lieu de* 110.

Page 111 de l'introduction, première ligne, *lisez* aussi, *au lieu de* ainsi.

Page 1 du chapitre premier, deuxième ligne de la quatrième réponse, *lisez* racines, *au lieu de* racimes.

Page 7, première ligne de la deuxième réponse, *lisez* au-dessous, *au lieu de* au-dessus.

Page 20, sixième ligne de la première réponse, *lisez* page 19, *au lieu de* page 10.

Page 20, septième ligne de la deuxième réponse, *lisez* au-dessous, *au lieu de* au-dessus.

Page 22, troisième ligne de la troisième réponse, *lisez* $\frac{10}{8}$, *au lieu de* $\frac{10}{}$.

Page 22, cinquième ligne de la quatrième réponse, *lisez* le numérateur 4.

Page 24, première ligne de la troisième demande, *lisez* $\frac{396}{720}$, *au lieu de* $\frac{396}{724}$.

Page 30, quatrième ligne après la troisième réponse, *lisez* numérateurs.

Page 31, la ligne après le produit 446250, *lisez* décagr., *au lieu de* décigr.

Page 39, quatrième ligne après la première réponse, *lisez* au-dessous, *au lieu de* au-dessus,

Page 45, première ligne de la cinquième réponse, *lisez* 112, *au lieu de* 12.

Page 52, quatrième ligne après la première réponse, *lisez* centièmes, *au lieu de* centaines.

Page 58, quatrième ligne après la première réponse, *lisez* de millièmes, *au lieu de* et millièmes.

Page 60, septième ligne après la première réponse, *lisez* 2959370, *au lieu de* 295360.

Page 62, troisième ligne après la quatrième réponse, *lisez* 6 dixièmes de mill., *au lieu de* 3 dixièmes de mill.

# ARRÊTÉ

## DE SON EXCELLENCE LE MINISTRE DE L'INTÉRIEUR.

*Suppressions des fractions décimales des poids et mesures, dans le commerce en détail.*

Le ministre secrétaire d'état au département de l'intérieur,

Ayant reconnu, d'après les informations transmises par la plupart des préfets, que beaucoup de fraudes et d'abus se commettent dans le commerce de détail, au moyen de la faculté qui a été laissée aux marchands de conserver les fractions décimales des mesures et des poids, concurremment avec les mesures et les poids usuels, établis par l'arrêté du ministre de l'intérieur du 28 mars 1812, et en exécution du décret du 12 février précédent;

Vu le décret du 12 février 1812;

Vu l'arrêté du ministre de l'intérieur du 28 mars suivant qui en règle provisoirement l'exécution;

Après avoir pris les ordres du roi,

Arrête ce qui suit:

Article premier. A compter du jour de la publication du présent arrêté, les marchandises et denrées, de quelque nature et qualité que ce soit, qui se vendent à la mesure ou aux poids, ne pourront être vendues, en détail, qu'aux mesures et aux poids usuels.

Art. II. Il est, en conséquence, expressément défendu aux marchands en détail, quelque soit le genre de leur commerce ou profession, de conserver en évidence, dans leurs boutiques, sur leurs comptoirs ou étaux, les fractions décimales des mesures et des poids, et de s'en servir pour mesurer ou pour peser les marchandises ou denrées qu'ils débiteront.

Art. III. Les marchands, fabricans, commissionnaires et autres, qui font le commerce en gros, mais qui exercent en même temps le commerce de détail, sont assujettis aux dispositions des articles précédens en ce qui concerne ce dernier genre de commerce.

Art. IV. Les contraventions à ces dispositions seront punies des peines portées par l'article 479 du Code pénal.

Art. V. L'arrêté du 28 mars 1812, ainsi que les autres règlemens concernant l'uniformité des mesures, continueront d'être exécutés en tout ce qui n'est pas contraire aux dispositions des articles précédens.

Art. VI. Le présent arrêté sera envoyé aux préfets, qui sont chargés de le faire exécuter immédiatement.

Fait à Paris, le 21 février 1816.

*Signé* VAUBLANC.

Pour copie conforme:

*Le secrétaire général de la préfecture de police*,

*Signé* Fortis.

# ORDONNANCE.

*Paris*, *le* 18 *mars* 1816.

Nous ministre d'état, préfet de police,

Vu l'arrêté de S. Exc. le ministre secrétaire d'état au département de l'intérieur, en date du 21 février dernier, et relatif à l'emploi des poids et mesures dans le commerce en détail;

Vu aussi le décret du 12 février 1812, concernant l'uniformité des poids et mesures, et l'arrêté de S. Exc. le ministre de l'intérieur du 28 mars suivant, pour l'exécution de ce décret;

L'ordonnance de police du 2 juillet 1812, concernant l'émission des mesures et poids usuels;

La décision de S. Exc. le ministre de l'intérieur du 12 octobre suivant;

Les art. 2 et 26 de l'arrêté du gouvernement du 12 messidor an 8, et l'art. premier de l'arrêté du 3 brumaire an 9.

ORDONNONS ce qui suit :

ARTICLE PREMIER. L'arrêté pris le 21 février dernier par S. Exc. le ministre secrétaire d'état au département de l'intérieur, relativement à l'emploi des poids et mesures dans le commerce en détail, sera imprimé, publié et affiché avec la présente ordonnance.

Art. II. Conformément à l'art. 2 de l'arrêté précité, les marchands en détail ne pourront plus faire usage, dans leur commerce, des fractions décimales des poids et mesures, quand bien même les uns et les autres auraient été revêtus du poinçon de la présente année, et il leur est défendu de les conserver dans leurs magasins et boutiques, et sur leurs comptoirs ou étaux.

Art. III. Ils seront tenus d'employer exclusivement, dans leur commerce, les poids et mesures déjà en émission en vertu du décret du 12 février 1812, savoir :

1°. Pour le débit des bois à œuvrer, matériaux et autres objets de construction, *la toise* (égale à deux mètres), *et le pied* (égal à un tiers de mètre.)

2°. Pour la vente des toiles, étoffes et autres tissus, *l'aune* (égale à 12 décimètres), divisé en demi, quart, huitième, seizième et trente-deuxième, ainsi qu'en tiers, sixième, douzième et vingt-quatrième.

3°. Pour la vente du charbon de bois, des grains et autres matières sèches, *le double boisseau*, *le boisseau*, *le demi-boisseau et le quart de boisseau* (égaux à un quart, un huitième, un seizième et un trente-deuxième d'hectolitre).

4°. Pour la vente des graines, grenailles, farines, fruits et légumes secs ou verts, du lait, du vin, de l'eau-de-vie et autres boissons ou liqueurs, *le litre*, *le demi*, *le quart*, *le huitième et le seizième de litre.*

5°. Pour celle des marchandises qui se vendent au poids, *la livre* (égale au demi-kilogramme), *la demi-livre*, *le quart de livre ou quarteron*, *l'once*, *la demi-once*, *le quart d'once ou deux gros*, *et le gros* qui se divise en soixante-douze grains.

6°. Et pour la vente de l'huile en détail, les mesures représentatives de la livre, la demi-livre, le quarteron, le demi-quarteron, l'once et la demi-once.

Art. IV. Les dispositions de l'art. 3 de l'arrêté précité ne seront applicables aux marchands, fabricans, commissionnaires, et autres faisant le commerce en détail, que pour ce dernier genre de commerce.

Art. V. Les balanciers sont autorisés à fabriquer et vendre des poids de *deux*, *quatre*, *six*, *huit* et *dix livres*, représentant un, deux, trois, quatre et cinq kilogrammes, et les marchands sont autorisés à s'en servir.

Art. VI. L'ordonnance de police du 2 juillet 1812 continuera d'être exécutée en tout ce qui n'est pas contraire aux dispositions de la présente.

Art. VII. Les contraventions seront constatées par des procès verbaux qui nous seront transmis.

Art. VIII. Il sera pris envers les contrevenans telles mesures de *police administrative* qu'il appartiendra, sans préjudice des poursuites à exercer contre eux devant les tribunaux.

Art. IX. Les sous préfets des arrondissemens de Saint-Denis et de Sceau, les maires des communes rurales du ressort de la préfecture de police, les commissaires de police, l'inspecteur général de la police, les officiers de paix, l'inspecteur général de la navigation et des ports, le contrôleur ambulant du recensement et du mesurage des bois et charbons, le commissaire inspecteur général des halles et marchés, le contrôleur de la halle aux grains et farines, les inspecteurs des poids et mesures, et les préposés de la préfecture de police, sont chargés de tenir la main à l'exécution de l'arrêté de Son Exc. le ministre de l'intérieur du 21 février dernier, et de la présente ordonnance.

*Le ministre d'état, préfet de police,*

*Signé*, comte ANGLÈS.

Par Son Excellence :

*Le secrétaire général, signé* FORTIS.

# TABLE ANALYTIQUE DES MATIÈRES.

FIN DE LA TABLE.

## AVIS.



*Nota.* La planche représentant le décimètre, le demi-pied de Paris, etc., doit être placée en regard de la page 64.

Les deux planches représentant le litre, le demi, le quart, le huitième et le seizième du litre, doivent être placées entre les pages 74 et 75.

Et la planche représentant le kilogramme et ses divisions, doit être placée en regard de la page 80.

# LISTE DES SOUSCRIPTEURS.

MM.

Aboury-Fournier, négociant.
Abraham, L. négociant.
Abraham, M. négociant.
Abraham, commis.
Accero, frères, négocians.
Acloque, négociant.
Adam, frères, négocians.
Adam, distillateur.
Ading, épicier.
Adolphe, commis marchand.
Adoue, commis marchand.
Adoue, M. employé.
Aiguiers, épicier.
Aimée Perlet (Mlle.), peintre en miniature.
Ajac, marchand de cachemires.
Allamand, négociant.
Albeys, père, pharmacien.
Allégri et compagnie, négoc.
Allemand Devancares et comp., négocians.
Alloyer, négociant.
Alphonse, marchande.
Amblard, épicier.
Ameline, épicière.
Anau, marchand de dentelles.
André, épicier.
André, marchand de vins.
Anfrie, épicier.
Angélard, épicier.
Archinard et Bordier.
Ardouin, négociant.
Armand, commis épicier.
Aubé, frères, négocians.
Aubé, marchand vermicellier.
Aubert, distillateur.
Aubineau Caron, négociant.
Aubry, négociant.
Aubry, pharmacien.
Aude, épicier.
Audollent, march. quincaillier.
Augonnet, commis de change.
Aumont, épicier.
Aynaut, épicier.
Azam.
Bachelet, orfévre.
Bacot et compagnie, fabricans.
Badonville, marchand de vins.
Baget, pharmacien.
Baguenault, banquier.
Bailly, mad., parfumeur.
Bains.
Baisnée et compag., négocians
Bal, épicier.
Ballue, épicier.
Balzac, directeur des vivres.
Banne et Rinhart, négocians.
Baratte, épicier.
Barbeau, négociant.
Barbier Jonet, négociant.
Barbier, père, négociant.
Barbier, marchand de draps.
Barbier, négociant.
Barbot, commissionn. en vins.
Barillon, banquier.
Barni et compagn., négocians.
Barouiller, employé.
Barré, J.
Barré Auguste, commis épicier.
Barny, négociant.
Baron, L. négociant.
Baron, épicier.
Barry, marchand de bois.
Barsac Guillame.
Basir.-Longueville, négociant.
Bataille, épicier.
Batailles, épicier.
Bartholdi, négociant.
Bauche, épicier.
Baudin et Joly, épiciers.
Baudot, bijoutier.
Baurens, épicier.
Bazin, confiseur.
Béal, épicier.
Beaudouin, employé.
Beaumont, négociant.
Beaussier et compagn., négoc.
Beauvais, négociant.
Bégin, épicier.
Behic Ménars et comp., banq.
Behours, rentier.
Béjot, négociant.
Béligné, marchand de tabac.
Bellet, épicier.
Bellencontre, droguiste.
Bellot, employé.
Belly, négociant.
Bénard, négociant.
Bénard, épicier.
Benard, épicier.
Benard (Louis), épicier.
Bénard, march. de nouveautés.
Bénet, madame, négociant.
Bénit, épicier.
Benoist (le chevalier), P.
Benoist, commis épicier.
Benoit A., commis épicier.
Beranger, marchand de vins.
Beranger Roussel, négociant en laine
Bérard, épicier.
Bergasse, négociant.
Berger, épicière.
Bernard, march. de baleine.
Bernard, employé.
Beroud et Bonafous, commissionnaires de roulage.
Bertaux, épicier.
Berte-Harmoir et compagn., négocians.
Berthé, bijoutier.
Berthier, épicier.
Berthon, marchand de vins.
Berthon, marchand de vins.
Bertrand, épicier.
Bertrand, épicier.
Besnard, épicier.
Beun, épicier.
Bezancon, négociant.
Bibille, épicier.
Bigot, épicier.
Bigot, épicier.
Binet, fabricant de couvertures
Bisson, commis marchand.
Blainville, brasseur.
Blanc, négociant.
Blanc, commis épicier.
Blanc, commis épicier.
Blantier, marchand.
Blazier et Debet, épiciers.
Blech, frères et comp., négoc.
Bobin, A. épicier.
Bobin, épicier.
Bobin, négociant.
Bocher, agent de change.
Boisson, épicier.
Bomard, épicier.
Bomhart, employé.
Bonet, commiss. de roulage.
Bonjour, commiss. de roulage.
Bonjour, fils, commissionnaire de roulage.
Bonmatin, fabric. de chandell.
Bonnabel, entrepreneur.
Bonnaire et comp., négoc.
Bonneau, pharmacien.
Bonnet, direct., 2e. bureau.
Bonnier, épicier.
Bonnin, distillateur.
Bonnot, négociant.
Bonvalet, marchand de vins.
Bordin, vinaigrier du roi.
Borel, épicier.
Bosquillon, fabric. de schalls.
Bosselet, commis.
Boubert, épicière.
Bouchard, marchand de couleurs.
Bouché, épicicier.
Boucher, épicier.
Boucher, épicier.
Boucher, épicier.
Boucher, négociant.
Boucher, épicier.
Boucher, march. parfumeur.
Boucher, distillateur.
Boucherat, marchand de rouennerie.
Boucherat, droguiste.
Boucheron, mercier.
Boucherot, banquier.
Boudet, distillateur.
Boudier, vermicellier.
Boudin, épicier.
Boué, marchand d'huile.
Bouillart, épicier,
Boulangé.
Boulanger, Benoit et Gibert, négocians.
Boulanger, orfévre.
Boulard.
Boulé, marchand drapier.
Bourbier, épicière.
Bourdel, marchand d'huile.
Bourdillac, négociant.
Bourdilliat, négociant.
Bourdon, épicier.
Bourdon, négociant.
Bourdon Dupuis, droguiste.
Bourdon, quincallier.
Bourette, épicier.
Bourgeois, épicier.
Bourgeois, négociant.
Bourgeois, commiss. de roulage.
Bourget et compagn., commiss. de roulage.
Bourgin, négociant.
Bourgis, épicier.
Bourguignon, négociant.
Boursault, négociant.
Boursier, épicier.
Boutilliers, vinaigrier.
Boutro, marchand de vins.
Boutron, marchand de vins.
Boutron, marchand de vins.
Boutry, épicier.
Boutzeau, épicier.
Bouvet, épicier.
Bouvier (Antoine), employé.
Bouvry, march. de nouveautés.
Boywe-Panifex, banquier.
Brasseur, épicière.
Braulart, march. de couleurs.
Breuillié, épicier.
Briant, négociant.
Bricard et compagn., commissionnaires de roulage.
Bricoque et Hamel, négocians.
Bridault, jeune, épicier.
Brigot, fabric. de chandelles.
Brille, marchand de vins.
Brincard, marchand de fer.
Briquet, épicier.
Brougniart, épicier.
Brouquin, marchand de vins.
Brulon, négociant.
Buchillot, épicier.
Buhon, épicier.
Bulard, commis épicier.
Bully, parfumeur.
Bulté, marchand de vins.
Bunel, négociant.
Buquet, banquier.
Buisson, marchand de vins.
Bussière, négociant.
Bussonni, banquier.
Bussy, brasseur.
Bussy, épicier.
Cabaret, épicier.
Cabany, négociant.
Cabin, épicier.
Caccia, négociant.
Caffaut, épicier.
Caffenne, march. d'eau-de-vie
Caffin, chandelier.
Cahier (Louis).
Caillat, négociant.
Caillot, épicier.
Callahgan, banquier.
Camus, distillateur.
Campy.
Capet Locquet, négociant.
Cartier, négociant.
Castin, marchand d'huile.

MM.

Cendrier, épicier
Chagot, vinaigrier.
Chailly, épicier.
Chalain, march. de couleurs.
Chalmel, marchand de vins.
Chalot, fabric. de porcelaine.
Champagne, épicier.
Chanteron, épicier.
Chapelain, orfévre.
Chapluit, march. de vins.
Chappé, marchand.
Chapuis, marchand de soiries.
Charbonel, épicier.
Charlin, épicier.
Chardon, teneur de livres.
Charpentier, marchande de vins.
Charpentier, épicier.
Chasles, épicier.
Chanteclair, employé.
Charmet Ant., négociant.
Chatelain, march. de vins.
Chatellain, fils, épicier.
Chaulier, commissionnaire.
Chauvel, négociant.
Chauvin, distillateur.
Chenu, commis épicier.
Chéron, épicier.
Chevals, banquier.
Cheval, épicier.
Chevalier (le chevalier), ingénieur-opticien.
Chevalier, épicier.
Chevalier, brasseur.
Chevré et compagn., négoc.
Chinau, fabric. de chandelles.
Chineau, épicier.
Choron, épicier.
Chrishmaan, négociant.
Cigalles, épicier.
Cinot-Charlemagne, négociant.
Claudin, mercier.
Claveau, négociant.
Clavel, commiss. de roulage.
Clayeux, épicier.
Clemançon, épicier.
Clémanson, négoc.
Clément, employé.
Clerc, fils, et Lasnier, négoc.
Cohin (Jules), commis négoc.
Coissenot, épicier.
Collas, épicier.
Collas, épicier.
Collier, commis.
Colmar, épicier.
Colmet, pharmacien.
Colombet, Bénard et compag, négocians.
Colomez, pharmacien.
Colpin jeune, fabricant de mousseline.
Combes Vuilleret et compagn., négocians.
Condonin, plombier.
Constant, distillateur.
Contel, marchand de vins.
Cornu-Aubert, marchand.
Corpel, limonadier.
Corpel, épicier.
Cossard, bijoutier.
Cosson, H. négociant.
Cottat, marchand de vins.
Cottereau, fils, négociant.
Cottier (André), banquier.
Cottray, épicier.

Coullebeuf, épicier.
Coulon, marchand.
Courbeck, négociant.
Courtemer, commis marchand.
Courtier Morel, épicier.
Courtois, négociant.
Courtois, épicier.
Cousin, marchand de draps.
Couttet, marchand d'huile.
Coutreau, négociant.
Craney, négociant.
Croiset, épicier.
Curé, marchand de vins.
Curis, marchand de couleurs.
Cussé, marchand de vins.
Cuvyer, chandellier.
Dabarle, épicier.
Dallet.
Dallemagne, négociant.
Dallygny, négociant.
Damesme, épicier.
Dammeron, march. de vins.
Danse, épicier.
Dard, épicier.
Darac, tapissier des Menus-Plaisirs du roi.
Daste.
Dauge et Moisson, négocians.
Daussy, épicier.
David, épicier.
David, commis marchand.
Davilliers (J.-Ch.), banquier.
Déan, épicier.
Debasséne, à la solde des retraites.
Deberly, receveur de rentes.
Deberry, épicier.
Debitte, march. chandellier.
Debladis et Auracombe, nég.
Debonne, épicier.
Debourges, épicier.
Debrincourt, commis march.
Debruge, mad. brasseur.
Debussy, épicier.
Dedde, commissionnaire.
Defernex, négociant.
Defert, commis épicier.
Defoilhoux, commis épicier.
Defontenay, épicier.
Defosse, marchand de vins.
Defrance, négociant.
Deguingant, march. de vins.
Deguyenne, épicier.
Dehaime, fabricant.
Dehostingue, march de vins.
Delahaye, marchand de draps.
Delaistre, épicier.
Delamarre, marchand.
Delamare, négociant.
Delamarre, négociant.
Delange, épicier.
Delanoix, épicier.
Delaporte et comp., négoc.
Delaroue, employé.
Delarue, jeune, épicier.
Delarue, march. de couleurs.
Delarue, jeune.
Delaunay, machand de vins,
Delavoipierre, commis.
Delessert, banquier.
Delisle, négociant.
Dellient, l'aîné, consul de Russie.
Delondre, Aug. négociant.
Delondre, négociant.

Delongchamps, épicier.
Delporte, commis marchand.
Demarseille, brasseur.
Demanche, marchand de soieries.
Demarquay, épicier.
Demarson, parfumeur.
Demont, négociant.
Denis, brasseur du roi.
Denombret, négociant.
Denouille, commis épicier.
Denoyers, march. de vins.
Dépinay, négociant.
Deprez, employé.
De Saint-Jean, épicier.
De Saint-Riquier, maître de pension.
Desboves, épicier.
Deschamps, épicier.
Desgraviers.
Desgroux et Beaugrand, négoc.
Desjonquères, épicier.
Deslandes, marchand cirier.
Dessiaux, commis épicier.
Détilly, secrétaire général de l'entreprise des accélérifères.
Détreau, march. chandellier.
Détrez, marchand.
Deville, banquier.
Digues, épicier.
Dive, négociant.
Dollé, commiss. de roulage.
Domont, quincallier.
Doré, marchand de vins.
Doré, épicier.
Dorival, épicier.
Dorival, épicier du roi.
Dorival, B. épicier.
Dorival, épicier.
Dossereau, épicier.
Dortel, marchand de laine.
Douay, marchand.
Douchet, épicier.
Doyen, négociant.
Doyen, négociant.
Drouard, marchand de bois.
Dubail, S.-M., négociant.
Dubaret, chef d'escadron, officier de la légion d'honneur.
Dubocq, épicier.
Dubois, épicier.
Dubois, chandellier.
Dubois Grillou, commissionnaire de roulage.
Dubosq, fabricant de bonneterie.
Dubosq, épicier.
Duchesne, négociant.
Duclos, fils, épicier.
Duclos, négociant.
Ducrocq, épicier.
Ducrocq, épicier.
Dufar, épicier.
Dufour, marchand d'huile.
Dufresne, march. de dentelles.
Duglé, march. de rouenneries.
Duque, épicier.
Duhamel, épicier.
Duléry, épicier.
Dulion, employé.
Dumaine, épicier.
Dumoulin (Auguste), march. de draps.
Dumoustier, banquier.
Dupont, vinaigrière.

Dupont, épicier.
Dupré, épicier.
Duprez, négociant.
Dupuis, marchand de vins.
Dupuis, commiss. de roulage.
Dupuis, épicier.
Dupuis, marchand de vins.
Duquesne, négociant.
Durand, négociant.
Durant, marchand de draps.
Duresne, distillateur.
Durozoy, épicier.
Dutilleul, caissier de la caisse d'assurance.
Duval, épicier.
Duverger, sous-intendant militaire.
D'zendre, jeune, négociant.
Ecalard, épicier.
Edouard Perney.
Empereur, épicier.
Esnault, employé.
Etienne.
Eudes, épicier.
Eudline, épicier.
Evette, épicier.
Eymar, distillateur.
Fanely, mad., fabricant de schals.
Farina (J.-M), distillateur d'eau de Cologne.
Fasquel, marchand de grains.
Faucheur, march. d'eau-de-vie.
Faucheur, commissionnaire.
Fauquet, épicier.
Faure Beaulieu, commissionn. de roulage.
Fauveau, épicier.
Favrel-Delagrone, épicier.
Fayolle et compagn., négoc.
Ferdinand, commissionnaire.
Fergon, épicier.
Félix Michel et comp., négoc.
Féry, commis.
Ferrand, agent de change.
Ferret Desmaret, droguiste.
Fesnault, épicier.
Février, marchand de chanvre.
Fichet, commis épicier.
Finel, marchand de vins.
Firmin, épicier.
Flahaut, négociant.
Flamen-Fleury, fabricant de porcelaine.
Fleury, commis épicier.
Fleury, quincaillier.
Fliniaux.
Foignet, épicier.
Folliau, distillateur.
Fontaine, commis épicier.
Fougère, épicier.
Foulon, march. d'eau-de-vie.
Fournier, marchand d'étoffes de soie
Fossé, épicier.
Frager, épicier.
Franche, négociant.
François, marchand de vins.
Francour, épicier.
Franchemont, épicier,
Frichot, fabricant.
Fromage marchand de vins.
Fochard, bijoutier.
Forestier, épicier.
Foudiglard, marchand.

MM.

Fouinau, épicier.
Fournier, marchand de vins.
Foyez, frères, négocians.
Gabault, épicier.
Gabillot, épicier.
Gaboreaux, épicier.
Gaccomann, négociant.
Gaillot, marchand d'huile.
Galimard, marchand de vins.
Galle, épicier.
Galleron, chandellier du roi.
Galois, épicier.
Ganneron, fabric. de chandell.
Ganoreau, épicier.
Gardé, fils, épicier.
Garnier, fils, Desplan et Hachette.
Garnier, négociant.
Garnier, F. épicier.
Gary, distillateur.
Gassion, épicier.
Gaudart, commiss. de roulage.
Gauché, commis épicier.
Gaudy, modiste.
Gautier Anfray, négociant.
Gavard, bijoutier.
Gavazzi, frères, négocians.
Genest, épicier.
Genet, aîné, négociant.
Génin, commis à l'entrepôt de tabac.
Gentil, marchand de vins.
Genton, négociant.
Geoffroy, épicier.
Geralle, employé.
Gerdret, fabricant à Elbeuf,
Gerfaud, miroitier.
Germain, employé négociant.
Germeuil, commis marchand.
Germon (Auguste), épicier.
Gervais, épicier.
Gibert (veuve), négociant.
Giblain, banquier.
Gidet, parfumeur.
Gignan, commis épicier.
Gillet, épicier.
Girard, fabricant de schals.
Girod, garçon distillateur.
Gobert, fabricant.
Godard, négociant.
Godard.
Godefroy, pharmacien.
Gohin, négociant.
Gombault, épicier.
Gosselin, négociant.
Gosselin, épicier.
Gosset, épicière.
Gossevilliers, frères, banquiers.
Got-Desjardin, mad., négoc.
Gothreau, officier en retraite.
Goujon, commis.
Goullet, épicier.
Grandmange, épicier.
Granjean, frères, distillateurs-confiseurs.
Granville, épicier.
Gratez, épicier.
Grenet-le-Page, marchand de beurre.
Grenet Druet, march. d'huile.
Grenot et Lefeburc, négoc.
Gricourt, négociant.
Grindard, fils, négociant.
Grisnaut, commis épicier.
Grivel, négociant.
Grognot, négociant.
Gros, fabric. de couvertures.
Grouselle, commis épicier.
Gublin.
Guéniot, marchand de vins.
Guenot, commis épicier.
Guenifey, négociant.
Guérin, veuve, négociant.
Guérin, fils, distillateur.
Guérin, distillateur.
Guerrier, épicier.
Guerrin, droguiste.
Guérin de Foucin, banquier.
Guichard (Auguste), march. d'or.
Guigau, employé.
Guilbert, pharmacien.
Guilleminault, épicier.
Guillet, épicier.
Guillery, négociant.
Guilliochon, commis épicier.
Guillot, épicier.
Guilliout, commis épicier.
Guyon, épicier.
Guyot, fabricant d'encre.
Guyot, négociant.
Guyot, marchand de toiles.
Hachard, négociant.
Hadin, épicier.
Hadingue, épicier.
Hallez, banquier.
Hallez (le baron).
Hamelin, épicier.
Hamel, charcutier.
Hannocque, épicier.
Hanoque, épicier.
Hatzfeld, marchand d'or.
Hautefeuille, épicier.
Hauterre, épicier.
Havet, limonadier.
Hébert, épicier.
Hébert et compagn., négocians.
Hecquet, pharmacien.
Heley, négociant.
Hemart, épicier.
Hennequin, march. de vins.
Henneveu, marchande de nouveautés.
Henrion, confiseur.
Henry, épicier.
Héram, épicier.
Héron, commis épicier.
Hersent, épicier.
Hevet, négociant.
Hevrard, épicier.
Hinlot, garçon de cave.
Honoré, marchande lingère.
Honoré, épicier.
Hottinguer, banquier.
Houdaille, marchand de bois.
Houdé, fils, épicier.
Houdouard, épicier.
Haudoin, épicier.
Houet, épicier.
Houssay, négociant.
Huard, neveu, négociant.
Hubert, march. de draps.
Hubert, épicier.
Huby, épicier.
Huges, négociant.
Hugot, épicier.
Hugot, marchand de vins.
Humbert, épicier.
Huvet, épicier.
Jacquemin, ex-employé.
Jacquemin, commis négociant.
Jacques, épicier.
Jacquet, négociant.
Jaique (Jean-Constant), distillateur.
Jaqueau, épicier.
Jaquet L., marchand d'eau-de-vie.
James, épicier.
Jansse, épicier.
Javait, épicier.
Jeannon, négociant.
Jénéty, fabricant.
Jessé, négociant.
Jeuch-Caille, marchande de nouveautés.
Ingrand, frères et sœurs, négocians.
Joinville (le baron), intendant militaire, première division.
Joliot, marchand de vins.
Jonhson, march. de soieries.
Jonquier, négociant.
Jonquoy, épicier.
Josse.
Josserand, épicier.
Jourdan, négoc.
Jourdain, jeune, épicier.
Juestry, épicier.
Juglar, épicier.
Juglar et Faudon, négoc.
Julien, march. de vins.
Julien, march. de vins.
Julliard, négociant.
Jullien, épicier.
Justes, commis négociant.
Krettly, commis épicier.
Labat, J. négociant.
Laberte, marchand.
Labiche, négociant.
Lacaille, march. de vins.
Lachèves, négociant.
Lafitte (jacques) et compagnie, banquiers.
Laffitte (J.-B.), agent de change.
Laflotte, distillateur.
Laforge, march. de couleurs.
Laforge, épicier.
Lainé, négociant en droguer.
Lallemand, march. de beurre.
Lallier, négociant.
Lamant, chandellier.
Lamy, épicier.
Landelle, march. de vins en gros.
Lange, épicier.
Langlois, distillateur.
Langlois, épicier.
Langlois, march. de vins.
Lannes, négociant.
Lanvin, ex-employé.
Laplanche (veuve), négoc.
Laplanche, épicier.
Larcher Becquemin, commiss. de roulage.
Larchevêque, épicier.
Lardier, frères, distillateurs.
Larmoyer, march. de couleurs.
Laroux, jeune, épicier.
Laroux, épicier.
Lasnau, négociant.
Lasonge, épicier.
Latour, épicier.
Laugier, père et fils, parfum.
Laujol, employé.
Laurenci, commis marchand.
Laurens, Guignoz.
Laurent et Gillet, négocians.
Laurent, garde-magasin des fourrages.
Laurent, march. de draps.
Lautour, pharmacien.
Lavalard, frères, négocians.
Laverrerie (Paul-François) et compag., négocians.
Laville, march. de tabac.
Layant, frères, négocians.
Lebaron, épicier.
Lebel, négociant.
Lebigre, épicier.
Leblanc, épicier.
Leblond, négociant.
Leblond, négociant.
Lebœuf (mademoiselle), négoc.
Lebreton, négociant.
Lebrun, négociant.
Lebrun, bijoutier.
Lebrun, épicier.
Lebrun, épicier.
Lechevalier, négociant.
Lechiffre, épicier.
Leclerc, épicier.
Leclerc, marchande.
Lecointre, employé.
Lecomte, neveu.
Lecordier, agent de change.
Lecreux et Baquène, négoc.
Lecus-Fercoq, négociant.
Lefebvre Martineau, banquier.
Lefebvre J., banquier.
Lefèvre, amidonnier.
Lefèvre, épicier.
Lefèvre, négociant.
Lefèvre C., négociant.
Lefranc, épicier.
Lefranc, distillateur épicier.
Léger, épicier.
Léger, épicier.
Legrand, march. d'eau-de-vie.
Legret Faure et compagnie, commiss. de roulage.
Leguey, pharmacien.
Lehideux (veuve), négoc.
Lehoult, négociant.
Lejay Meurant, marchand de modes.
Lejeune, épicier.
Lejouet et Lecoq, négoc.
Lejuge, négociant.
Lelarge, épicier.
Lelasseur, négociant.
Lelièvre, marchand.
Lemaire, épicier.
Lemaire Piot, négociant.
Lemoine, épicier.
Lemoine, épicier.
Lemoine, distillateur.
Lemonnier Gombert, négoc.
Lemonnyer, march. de nouv.
Lenoble, plombier.
Lenoir, commis épicier.
Léon Lan, négociant.
Léopold, marchand.
Lepaire, négociant.
Lepoix, propriétaire.
Leroux de la Salle et compag., négocians.
Leroux.
Leroux, négociant.

Leroy, négociant.
Leroy, négociant.
Leroy, négociant.
Leroy, épicier.
Leroy, épicier.
Leroy, épicier.
Leroy, vinaigrier.
Lesage, commis négociant.
Lescudier, épicier.
Leseeq, vermicellier.
Lesieur, épicière.
Lesueur, march. de dentelles.
Lesueur, épicier.
Letailleur, march. de vins.
Letellier, march. de vins.
Létienne, bijoutier.
Letourneur, épicier.
Letourneur, épicier.
Létrigard, mercier.
Levasseur, épicier.
Levasseur, épicier.
Levasseur, march. de vins.
Levasseur, épicier.
Leveaux, march. d'huile.
Levent-Gaillot, march. d'huile.
Lévesque, épicier.
Levoyé, commis épicier.
Lezard-Darras, épicier.
Lhomme, épicier.
L'huillier, distillateur.
Lhuintre, distillateur.
Liénard, épicier.
Lisard, épicier.
Lock.
Loger, marchand de vins.
Logerot, employé.
Loir, épicier.
Loir Piot, épicier.
Loiseau, épicier.
Loiseau, épicier.
Loiseau, pharmacien.
Lorillon, orfèvre fabricant.
Loup, vermicellier.
Louvet, march. de vins.
Louvier, commis marchand.
Loyer, épicier.
Loyse Puiné, commiss. de roulage.
Lucas, march. de couleurs.
Lucot, négociant.
Lyonnais, épicier.
Lyonnet, march. de charbon.
Maignaud, épicier.
Main, épicier.
Maire, fabr. de nécessaires du roi.
Maison, épicier.
Maldam, épicier.
Mallet, frères, banquiers.
Mallevault et Ingrand, négoc.
Mangeon.
Marbouty et Boulanger, négoc.
Marcel, épicier.
Marchais, négociant.
Marchais, marchand de vins.
Marchal, employé.
Marchal, commis épicier.
Marchand L., négociant.
Maréchal, négociant.
Marcotte, pharmacien.
Margot, distillateur.
Margeot, épicier.
Maricé, épicière.
Marin, march. de liqueurs.
Marsault, fabricant.

Martin de Puech, négociant.
Martin, épicier.
Martin, chandellier.
Martinet de Colbert, propriét.
Martinot, march. de vins.
Mascré, fabricant de schals.
Massienne, négociant.
Massignon, épicier.
Matheis.
Mathias, pharmacien.
Mathieu, march. de rouenner.
Mathieu, march. d'eau-de-vie.
Maugard, épicier.
Maupas, march. de vins.
Maure-Hochereau, négoc.
Maurice, épicier.
Maury, employé.
Mot, négociant.
Maurice Blau, négociant.
May, négociant.
Mayaud, négociant.
Mazzetty.
Meckel, négociant.
Ménuel, épicier.
Menuel, négociant.
Merda, négociant.
Merny, épicier.
Mérouze, épicier.
Michaud, épicier.
Michaux, commis épicier.
Michel (veuve), négociant.
Michel (J.-C.), négociant.
Michel, marchand.
Mignau, épicier.
Mignet, épicier.
Mignon, maître serrurier.
Milet, distillateur.
Milhet D., épicier.
Milet aîné, commis march.
Mélissent et Monthiers, négoc.
Milius, négociant.
Millié, épicier.
Milliet-Stillière, négociant.
Millon, épicier.
Millot, épicier.
Milon, march. de vins.
Minart, commis.
Miné, employé.
Mingue, épicier.
Miny, march. de vins.
Miot, commiss. de roulage.
Mesnage, commis négociant.
Metton, entrepreneur des accélérifères.
Meisteil, droguiste.
Menard, épicier.
Mény, march. de vins.
Messager, huissier.
Meunier, fils, mercier.
Meunier, march. de rouenner.
Meutzer, épicier.
Moët.
Molard, négociant.
Moncelot, pharmacien.
Mongenot.
Mougin, march. de vins.
Montfort, négociant.
Monthiers, négociant.
Morand, épicier.
Morin, épicier.
Morlière, négociant.
Monteret, march. de vins.
Montriguier Monnet, épicier.
Moreau.
Moreau, épicier.

Morel, épicier.
Morel, épicier.
Morin, épicier.
Morin, pharmacien.
Morin, épicier.
Morizet, march. de vins.
Mortémart, négociant.
Mosselmann et Morière, nég.
Mouchotte, employé.
Moulinet, parfumeur.
Mounier, quincaillier.
Mourgues, distillateur.
Moulé, aîné, commissionnaire de roulage.
Moulinié de Mont-Planier, nég.
Mouren, propriétaire.
Mouton, épicier.
Mugnier, épicier.
Mugnier, épicier.
Muller.
Mure, marchande de modes.
Mutel, épicier.
Nancey, marchand de vins.
Nancy, épicier.
Nant, Cadet et comp. négoc. de Lyon.
Nau, march. de vins.
Nau, épicier.
Nau, épicier.
Naudet, march. de vins.
Néron, march. de draps.
Nicolet, négociant.
Niguet, épicier.
Nivert, épicier.
Noblet fils, march. d'alcalis.
Nolu.
Noël, tabletier.
Noël, épicier.
Noël, négociant en huile.
Noël, fabricant de lampes.
Noël, commiss. de roulage.
~~Nortes, commis épicier.~~
Notte, épicier.
Nourtier, négociant.
Oberkamp, négociant.
Odienne, négociant.
Olinet, fabricant.
Oudart, épicier.
Oudart, march. de vinaigre.
Oudin, commis au Solliciteur.
Ouel, négociant.
Olive.
Olive, quincaillier.
Osselet, commis épicier.
Outrequin (F.-J.) et Jauge, négocians.
Paillard, orfèvre.
Paillard, épicier.
Paillieux, négociant.
Panckou, marchand d'huile.
Paraire.
Paris, épicier.
Paris, bijoutier.
Parisot, marchand de vins.
Parissot, négociant.
Parissot, marchand de toile.
Parizot, épicier.
Pasquier, épicier.
Patin, distillateur.
Patou, marchand de draps.
Patte, épicier.
Patté, négociant.
Pauwels fils, fabricant de praduits chimiques.
Payot, négociant.

Paysan, épicier.
Peigné, épicier.
Pelletier-Petit, épicier.
Pelletier, épicier.
Pelletier, commis épicier.
Pellissier, marchand de nouveautés.
Pepel, épicière.
Pépin, marchand.
Pères et comp., négocians.
Perlet, mad., correspondant des théâtres.
Perlet (Théodore), tabletier.
Perrin, négociant en cuirs.
Perrot, épicier.
Personne-Desbrières, agent de change.
Peruche, commis épicier.
Petit, marchand de vins.
Petibon et Sauvan, négoc.
Petit et Lautour, pharmaciens
Peuch, distillateur.
Pezé, marchand de fer.
Phétu, négociant.
Picard, épicière.
Picard, commis.
Pierres, épicier.
Pieron, A., négociant.
Pill, marchand de vins.
Pillet-Will, banquier.
Pillieux, épicier.
Pillioud, fabric. de double.
Pinart, droguiste.
Pinel, marchand de draps.
Pinot, épicier.
Pinot, épicier.
Pinta, négociant.
Piquois, frères, marchands d'huile.
Piot-Billard, brasseur.
Pitaux, orfèvre.
Pitou, fabricant de chandelles.
Piout, marchand de vins.
Pivain, coiffeur.
Platreau, épicière.
Plailly, épicier.
Pochet, marchand de grains.
Poincelet, épicier.
Poincet, épicier.
Pointeret, épicier.
Poirier, négociant.
Poncel, épicier.
Ponset, employé.
Pontois, marchand mercier.
Popelin, épicier.
Poissant, négociant.
Poissonnier, marchand de vins.
Poulain, commis épicier.
Poulain, négociant.
Poullet, épicier.
Poyer, épicier.
Poyet, commiss. de roulage.
Prélard, commis.
Prestrot, épicier.
Préyet, commis épicier.
Prevost, épicière.
Prevost, mercier.
Prevost, marchand.
Prieur, marchand de vin.
Prix Livernier, fils.
Prodhomme, épicier.
Prosper Sifflet, épicier.
Prudent, employé.
Psalmon, droguiste.
Puchot, épicier.

MM.

Puget et ses fils, négocians.
Quatremoix, épicière.
Quentin, épicier.
Queval, épicier.
Quilain jeune, négociant.
Quin (J.-B.), march. de vins.
Quinel, épicier.
Rabot, négociant en cuirs.
Radamel, fabric. de chocolat.
Rameaux et comp., commiss. de roulage.
Ramier, épicière.
Ramond, sous-intendant milit.
Ratel, épicier.
Rathery, épicier.
Rathier-Huart, négociant.
Rattat, march. de vins.
Rault, épicier.
Ravel, négociant.
Ravenel, sous-intendant milit.
Raymont, épicier.
Rebut, marchand de toiles.
Reculon aîné, négociant.
Remont, march. de vins.
Remy, distilateur.
Renard, pharmacien.
Renard, épicier.
Renanlt fils, pharmacien drog.
Renaut, garçon de cave.
Rennault, négociant.
Rennes, jaugeur à l'Entrepôt.
Renquard aîné, négociant.
Renouard et Dégrave, négoc.
Reshcreittre, march. d'huile.
Retif, commis épicier.
Rhimbolot et comp., négoc.
Riant frères, négoc.
Ricard, négociant.
Richard, négociant.
Richard et Ternois, fabricans de schals.
Richard et Lenoir Dufresne, négocians.
Richarme, modiste.
Riché.
Riglet, épicier.
Rimbert, épicier.
Rime, distillateur.
Ripard, négociant.
Riquer, march. mercier.
Rival Baron, négociant.
Rivière, négociant.
Robert, négociant.
Robilliard frères, fabricans de faïences.
Robillard, épicier.
Robine, épicier.
Robine, épicier.
Robineau, confiseur.
Rochat, négociant.
Rochet, garnisseur.
Rocheux.
Rocton, garçon de Cave.
Roger, mad., négociant.
Roger, négociant.
Roger, march. de charbon.
Rogier, épicier.
Romey, propriétaire.
Rousel, négociant.
Rossefer-Lucé, march. de vins.
Rothnchild et comp., banq.
Rouart, épicier.
Rouffiot, négociant.
Rougemont de Lovenberg, banquier.
Rouher et comp., négoc.
Roussel, L., march. de draps.
Roussel, march. de vins.
Roux, mad., négoc.
Roux, épicier.
Roy, négociant.
Royssy, entreposeur particul.
Rozet, commiss. de roulage.
Ruche, épicier.
Sablet et compagn., négoc.
Saillard, banquier.
Saint-Martin Roulet, négoc.
Saint-Sennes, épicier.
Saltambier, négociant.
Salmon, sous-intendant milit.
Salzi, épicier.
Sandrin, marchand de vins en gros.
Sanoner, marchand.
Santère, fils, rafineur.
Sanson, épicier.
Soudan, négociant.
Saulin, capitaine adjudant de la ville de Paris.
Sauvage, marchand de vins en gros.
Sauvan-Lemoine, confiseur.
Ségault, march. de nouveautés.
Schevals, banquier.
Scheppers.
Schmidt, marchand boucher.
Schneyder, marchand de couleurs.
Scipion Perrier, banquier.
Scribe et Bremard, marchands de draps.
Ségnault, marchand.
Séjournée, frères, négocians.
Seillier (Alexandre), épicier.
Seillière, fils aîné, banquier.
Seillière, négociant.
Séjournée, pharmacien.
Sрman, E., distillateur.
Sené-Richard, épicier.
Sens, épicier.
Sevestre, épicier.
Sigas, marchand de fer.
Simon et compagn., négocians.
Simon, épicier.
Singer, négociant.
Sionville, épicier.
Siquot-Richer, négociant.
Silveyra, frères, négocians.
Sitger, marchand.
Sorbet, négociant.
Sorelle, épicier.
Sottas, épicier.
Soupault, négociant.
Spire, négociant.
Starck, distillateur.
S r nont, L., négociant.
Symon, commis.
Tarlé, commiss. de roulage.
Taupin, secrétaire général des messageries royales.
Ternaux-Rousseau, négociant.
Ternisien, commis-négociant.
Teissier, marchand d'huile.
Tesson, épicier.
Thevenin, épicière.
Thomas, frères, négoc.
Thomas, marchand de vins.
Thomassin, march. de draps.
Thomire et compagn., négoc.
Thoridenet, march. de vins.
Thorin, négociant.
Thubeuf, épicier.
Thuret, consul de Hollande.
Theurlot, marchand de beurre.
Tinard, marchande de nouv.
Tissier, épicière.
Tollières, négociant.
Tollu, march. de rouenneries.
Torin, épicier.
Toubin, employé.
~~Toudouze, épicière.~~
Tourette, capitaine d'artillerie de marine.
Tourton-Ravel, banquier.
Tourneur, négociant.
Tranchant, négociant.
Traullé, négociant.
Trianon, négociant.
Tricot, marchand de vins.
Tripier.
Tubœuf, épicier.
Vacher, (mademoiselle) teneur de livre.
Vacher, négociant.
Vaconsin, négociant.
Vaillant, march. de vins.
Vaillant, épicier.
Vaillant, négociant.
Valentin, march. de draps.
Vallepinçon, négociant.
Valentin, commis épicier.
Vallet, E.
Van-Esbecq, maître de pens.
Vareliaud (mademoiselle).
Vassal, banquier.
Vasseur, épicier.
Vaulion, fab. de schals.
Vèbre, épicier.
Vedie, négociant.
Venard, épicier.
Vennot, épicier.
Vénot, fabricant de dorure.
Verger.
Vergesse, ex-pharmacien.
Verneaux, épicier.
Verneaux, épicier.
Vernhef, épicier.
Vernhès, épicier.
Vervel, march. de bas.
Vibert, march. de vins.
Vidal, négociant.
Vidaut, épicier.
Viet, march. de peaux.
Viet, épicier.
Vigné, épicier.
Vigné, épicier.
Vigué, épicier.
Vildieu, commis négociant.
Villard, droguiste.
Villebanoix, épicier.
Villemsens, orfèvre.
Villette et Lanneau, négoc.
Viollet, marchand d'huile.
Viot, épicier.
Voizot.
Voizot, quincaillier.
Wolff.
Worms de Romilly, banquier.
Wuy, distillateur.
Ybert, négociant.
~~Yvonet, distillateur.~~
Zéchech, négociant.
Zéhélim-Philippy et comp. banquiers.
Zugler-Grunter et comp., nég.

## SUPPLÉMENT.

Agnel, négociant.
Anselin, graveur.
Betout, garde-magasin des farines, à Sainte-Elisabeth.
Bochet, marchand de draps, au Solliciteur.
Bonvallet, commis épicier.
Bousquet, à la Banque.
Camus, fils, Paul.
Carcenac, négoc.
Charles-François et Robilliard, commiss. de roulage.
Chappelet, brasseur.
Cheuneville, négoc.
Contour, boulanger.
Decquer, employé.
Dubosq, Le Loup, négoc.
Goberdelet, boulanger.
Gombeault, commis épicier.
Guillot, épicier.
Hautefeuille, pharmacien drog.
Huan, commis épicier.
Jacob, marchand de fer.
Jouzeau, com. épicier.
Lebouteillier, commis.
Legrand Lemor, négoc.
Massonnier, boulanger.
Oger, négoc.
Puel et comp. drog.
Razurelle, boulanger.
Saillofest, Ed. au Solliciteur.
Tranchant, fondeur.

www.ingramcontent.com/pod-product-compliance
Lightning Source LLC
LaVergne TN
LVHW020541060726
842525LV00004B/1265